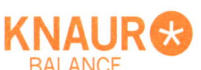

KNAUR
BALANCE

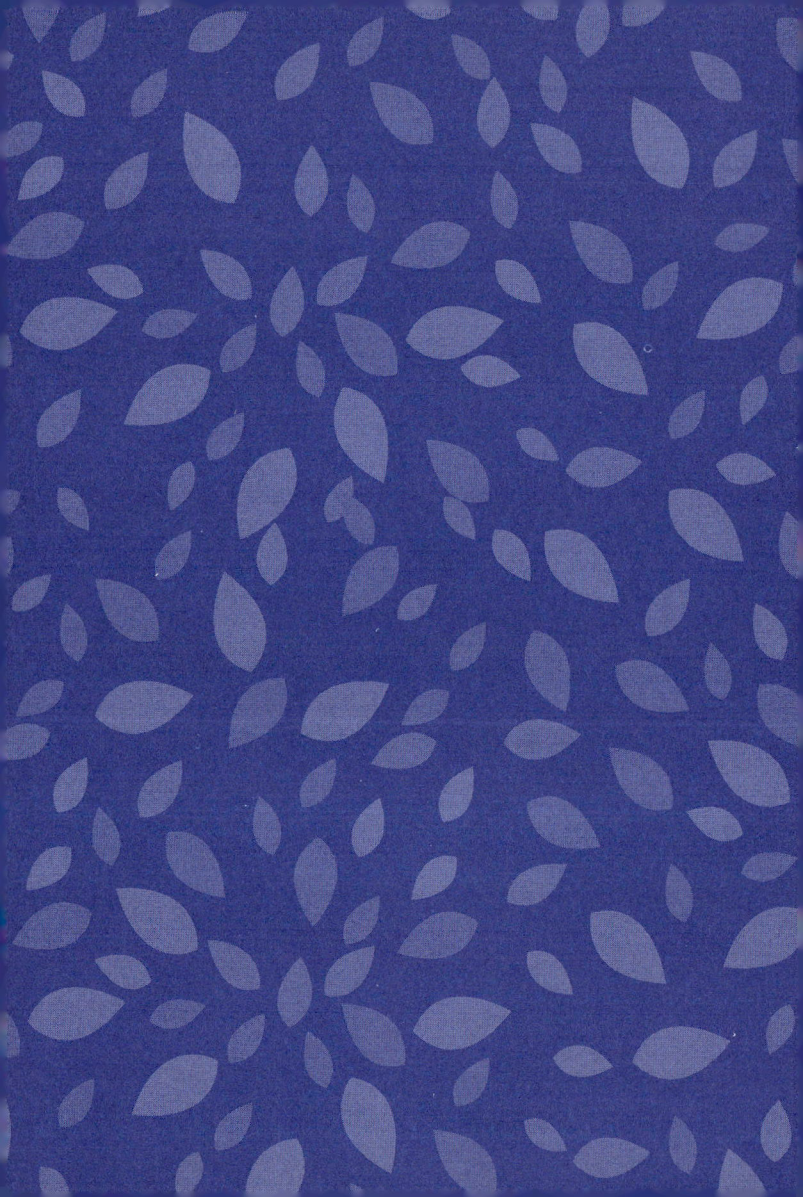

Ulrike Reiche

# Meine
# YOGA-PAUSE
## für
## zu Hause

**HAVE A BREAK**

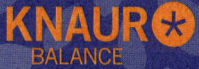

KNAUR
BALANCE

Besuchen Sie uns im Internet:
www.knaur-balance.de

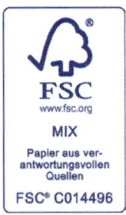

FSC
www.fsc.org
MIX
Papier aus ver-
antwortungsvollen
Quellen
FSC® C014496

© 2017 Knaur Verlag
Ein Imprint der Verlagsgruppe
Droemer Knaur GmbH & Co. KG, München.
Alle Rechte vorbehalten. Das Werk darf – auch teilweise – nur
mit Genehmigung des Verlags wiedergegeben werden.
Redaktion: Martina Darga
Umschlag, Gestaltung und Satz:
Nadine Clemens, München
Umschlagabbildung: © BSG Studio/summer leaves texture
Druck und Bindung: GGP Media GmbH, Pößneck
Printed in Germany
ISBN 978-3-426-67508-3

2  4  5  3  1

# Inhalt

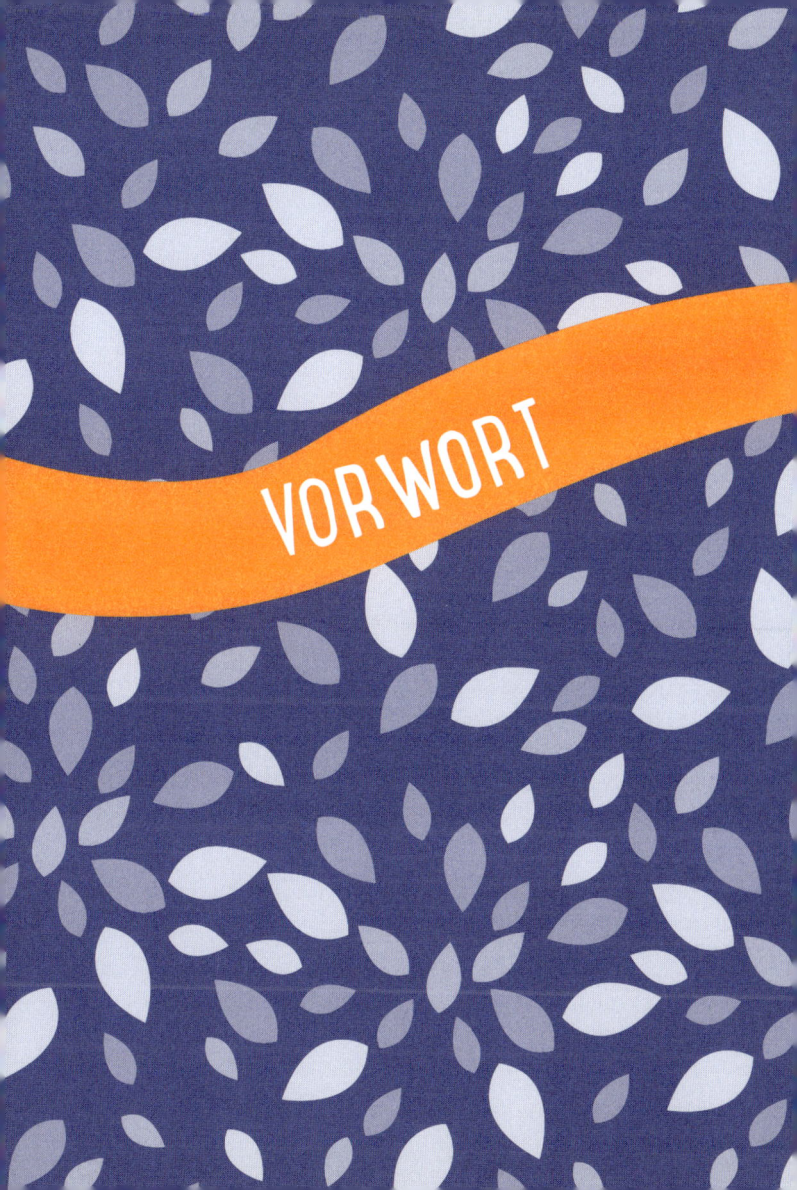

VORWORT

Zu Hause zu sein bedeutet nicht unbedingt, frei zu haben oder Freizeit zu genießen. Viele Menschen haben zu Hause eine Fülle von Aufgaben zu bewältigen – und zwar Tag für Tag. Wenn es Ihnen auch so geht, ist dieses Buch genau richtig für Sie. Denn es beschäftigt sich nicht mit entspannter Freizeitgestaltung, sondern nimmt die vielzähligen Situationen in den Fokus, wo im privaten Kontext gearbeitet wird. Dabei denke ich nicht nur an die zunehmende Anzahl von Berufstätigen, die im Homeoffice tätig sind, sondern auch an diejenigen, die tagtäglich so selbstverständlich mit »Familienarbeit« beschäftigt sind. Dazu zähle ich Eltern, die das Familienleben organisieren und dies im Falle einer Berufstätigkeit noch dazu mit ihrem Job unter einen Hut bekommen müssen. Aber auch all diejenigen, die sich neben ihrem eigenen Leben noch zusätzlich um ältere Angehörige kümmern oder sich ehrenamtlich für das Gemeinwohl engagieren. Dazu gehören selbstverständlich auch Singles, denen ja gern unterstellt wird, dass sie nur einen geringen gesellschaftlichen Beitrag leisten, weil sie keine Familie haben. Es wird dabei oft übersehen, dass jemand, der allein lebt, genauso das Bedürfnis nach Zugehörigkeit hat. Natürlich engagiert sich ein Single für sein soziales Umfeld, das ihm Halt und Unterstützung gibt, genauso aktiv, wie er das tun würde, wenn er in einem Familienverbund leben würde.

Während die anderen beiden »Yoga-Pause«-Bände beruflich bedingte Belastungen in den Blick rücken, geht es in diesem Buch darum, sich Erholungszeiten im privaten Alltag zu verschaffen. Auf den ersten Blick scheinen Probleme in diesem Bereich eher hausgemacht zu sein, schließlich vermuten wir im Privaten völlige Freiheit. Wer das nicht im Griff hat, dem kann man auch nicht helfen – lautet eine häufig vertretene Meinung.

Wer so denkt, blendet vieles aus. Zum Beispiel sind wir alle von anderen Menschen oder Institutionen abhängig, wenn es darum geht, den Alltag gut zu organisieren. So haben Kitas oder Schulen zum Beispiel oft ungünstige Betreuungszeiten, nach denen sich Eltern richten müssen. Ein weiterer Aspekt ist die zeitliche Flexibilität, die im Beruf verlangt wird und bei vielen längst Einzug ins Privatleben gehalten hat. Nicht selten wird von Arbeitnehmern erwartet, dass sie auch nach Dienstschluss auf die Forderungen ihrer Arbeitgeber eingehen und dementsprechend ihr Privatleben anpassen. Immer mehr Menschen checken in ihrer Freizeit berufliche E-Mails oder halten sich in anderer Form für ihren Arbeitgeber verfügbar.

Nicht nur diese Entgrenzung zwischen Arbeit und Privatleben hat einen deutlichen Einfluss auf den Tagesablauf. Auch das »flexible« Verhalten anderer Menschen spielt eine wichtige Rolle: Denken Sie an ungeplante Stundenausfälle in Schulen, die eine prompte Kinderbetreuung erfordern und Ihren ganzen Tagesplan über den Haufen werfen können. Oder an das spontan angesetzte Teammeeting, das sich bis in die Abendstunden hineinzieht und es Ihnen unmöglich macht, einen lange geplanten Termin einzuhalten.

Und schließlich stehen wir uns auch manchmal selbst recht erfolgreich im Weg. Denn wer über einen zeitlichen Gestaltungsspielraum verfügt, muss es erst einmal schaffen, der frei verfügbaren Zeit eine eigene Struktur zu geben. Man mag sich wundern, aber ich kenne kaum Menschen, denen die Fähigkeit zur optimalen Selbstorganisation in die Wiege gelegt wurde. Besonders schwierig ist es für diejenigen, die gewohnt sind, in vorgegebenen Arbeitsstrukturen und -zeiten zu arbeiten. Wenn sie dann auf einmal ihre privaten Aktivitäten zeitlich frei planen und selbst Verantwortung für das Erledigen bestimmter Aufgaben übernehmen müssen, kommen sie nicht selten erst einmal ins Schlingern – vor allem dann, wenn sie auch noch versuchen, den Menschen in ihrem sozialen Umfeld gerecht zu werden.

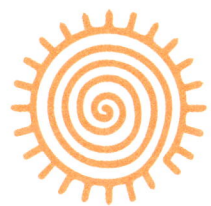

Jedes Elternteil weiß um die organisatorischen Herausforderungen, die sich nach der Geburt des Kindes ergeben. Zum einen bringt das Neugeborene einen eigenen Lebensrhythmus mit, zum anderen muss man sich selbst und die bisherigen Lebens- und Arbeitsgewohnheiten auf die veränderten Gegebenheiten einstellen. Dies gilt auch für andere Lebenssituationen: Eine ehemalige Kollegin berichtete nach ihrem Eintritt in den Ruhestand von ihren Anstrengungen, sich in den aufgabenfreien Alltag einzufinden, und prägte dabei den Satz: »Der Tag braucht ein Korsett.« Ich selbst habe einige Zeit gebraucht, um nach der Trennung von einer Geschäftspartnerin und dem Ausscheiden aus dem gemeinsamen Büro mit einer fixen Organisationsstruktur in meinem Homeoffice einen disziplinierten Arbeitsrhythmus zu kreieren. Heute treibt mich nichts mehr zurück in ein normales Büroumfeld, und ich genieße die organisatorische Freiheit, doch ich erinnere mich noch gut an die holprige Zeit der Umstellung.

Hinzu kommt, dass Deutschland ein Land ist, in dem sich im Vergleich zu anderen Staaten überproportional viele Menschen ehrenamtlich engagieren, sei es im Elternbeirat einer Schule, im Sportverein oder in einer der vielzähligen Bürgerinitiativen. So lobenswert und unverzichtbar dieses Engagement für das Gemeinwohl einerseits ist, so geht es doch immer zu Lasten der Freizeit und damit nicht selten auf Kosten von Erholung und Regeneration. Diesem Umstand kommt spätestens dann eine besondere Bedeutung zu, wenn in anderen Lebensbereichen zusätzliche Belastungen auftreten, wie zum Beispiel ein verlängerter Arbeitsweg oder wenn ein Angehöriger pflegebedürftig wird. In meiner Praxis als Coach erlebe ich immer wieder Klienten, die trotz dieser veränderten Umstände bemüht sind, ihr bisheriges Leben genauso wie vorher aufrechtzuerhalten – was letztendlich eine Überforderung darstellt und nicht selten zu Gesundheitsbeschwerden führt.

Die Gründe für ein solches Verhalten liegen meist im persönlichen Bereich. Viele Menschen haben innere Antreiber, die sie dazu motivieren, auch in ihrer Freizeit Höchstleistungen zu vollbringen. Es sind diejenigen, die direkt von der Arbeit kommend in die Laufschuhe springen und für den nächsten Triathlon trainieren – Marathon reicht ihnen schon lange nicht mehr! Das wirkt erst einmal sehr sportlich und gesund – doch wer immer nur Gas im Leben gibt, läuft Gefahr, irgendwann aus der Kurve getragen zu werden.

Es gibt viele andere Beispiele wie die stets tätige Hausfrau und Mutter, die vor lauter Hausarbeit nicht zur Ruhe kommt, oder der nimmermüde Selbständige, der im Homeoffice kein Arbeitsende findet. Dieses leistungsorientierte Verhalten wird in der Regel positiv bewertet und von anderen mit Anerkennung honoriert. Wer hingegen seine Ziele erreicht, ohne sich zeitlich zu verausgaben, wird tendenziell erst einmal kritisch beäugt oder aber von Dritten dazu angetrieben, doch noch mehr zu leisten beziehungsweise länger zu arbeiten.

Nein, ich möchte hier ganz sicher keine Lanze für eine phlegmatische Couch-Potato oder für am Leben desinteressierte Menschen brechen. Grundsätzlich gilt: Wer sich nicht bewegt, hat schon verloren! Nur derjenige, der handelt und aktiv ist,

> Wer arbeitsreiche Phasen mit angemessenen Zeiten der Ruhe verbindet, verschafft Körper und Geist die Möglichkeit, wieder Kraft zu schöpfen.

kann das eigene Leben selbstverantwortlich bewegen und gestalten.

Aus meiner Sicht geht es jedoch weniger um ein Entweder-oder, sondern mehr um ein Sowohl-als-auch: Wer arbeitsreiche Phasen mit angemessenen Zeiten der Ruhe verbindet, verschafft seinem Körper und seinem Geist die Möglichkeit, wieder Kraft zu schöpfen. Dies ist zudem die Voraussetzung dafür, zufrieden und gesund zu leben und letztendlich dauerhaft leistungsfähig zu bleiben.

Und genau dieser Wunsch eint wohl die meisten Menschen: gesund zu bleiben, und zwar ganz unabhängig davon, ob die daraus resultierende Kraft für die Familie, einen Arbeitgeber, einen Verein oder einfach nur für das eigene Leben eingesetzt wird.

In diesem Buch erfahren Sie, wie Sie Ihre zeitliche und räumliche Gestaltungsfreiheit zu Hause so nutzen, dass Sie bei all Ihren vielfältigen Alltagsaktivitäten ausreichend regenerieren und zugleich produktiv bleiben. Schaffen Sie sich zu Hause einen Rückzugsplatz zum Wohlfühlen! Lernen Sie mit Hilfe einfacher Übungen aus dem Yoga verschiedene Techniken, wie Sie Ihrem Bedürfnis und der jeweiligen Situation entsprechend Tempo aus dem Lebensrhythmus nehmen und wieder Gas geben. Sie trainieren durch die Übungen auch Ihre Fähigkeit, im Alltagstrubel Ihr Befinden wahrzunehmen und gezielt zu beeinflussen. Sie erhöhen Ihre Resilienz, die Widerstandsfähigkeit gegen Stress, und können so selbst in schwierigen Situationen noch gelassen bleiben.

Werden Sie in Ihrem eigenen Reich der Herrscher über Ihre Lebenszeit. Bestimmen Sie selbst über die Zeiten von Aktivität und Ruhe. Wenn Sie merken, dass Sie auf diesem Wege Ihren eigenen Bedürfnissen immer besser gerecht werden, kommen Sie auch innerlich immer mehr bei sich selbst an, bis Sie schließlich ganz in sich selbst zu Hause sind!

*Ulrike Reiche*

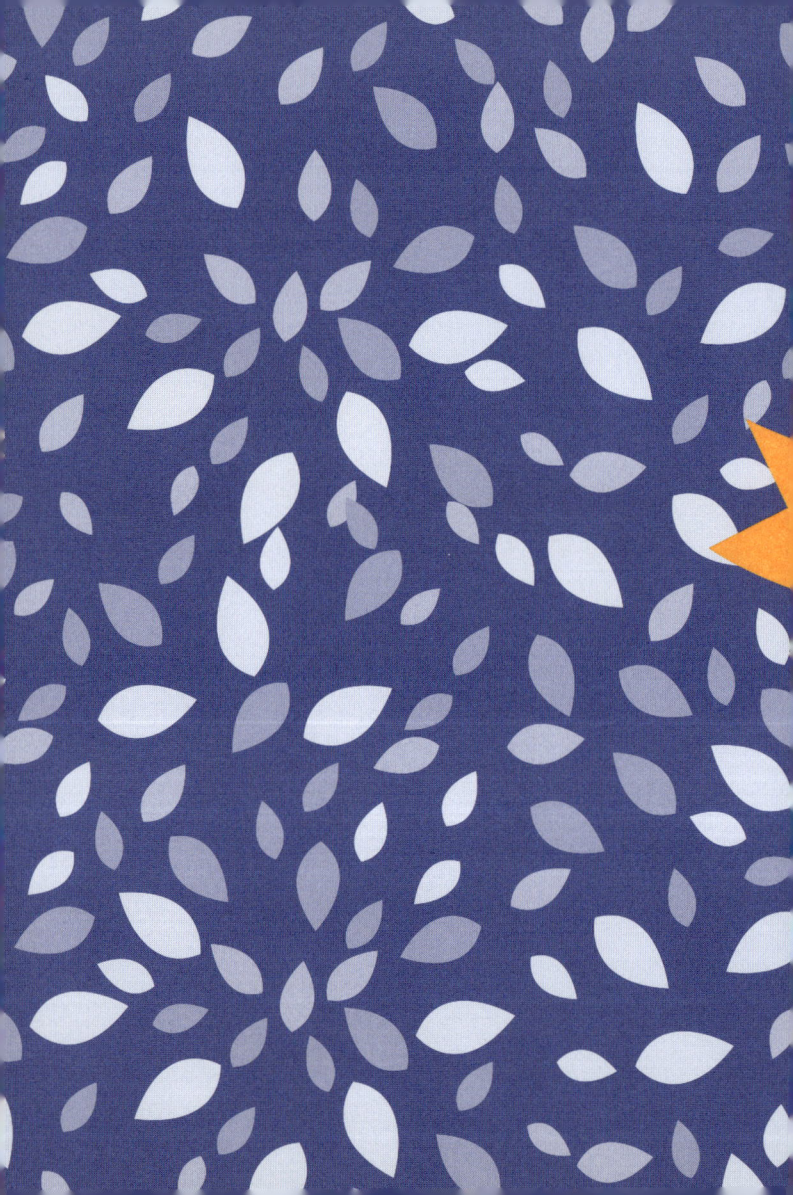

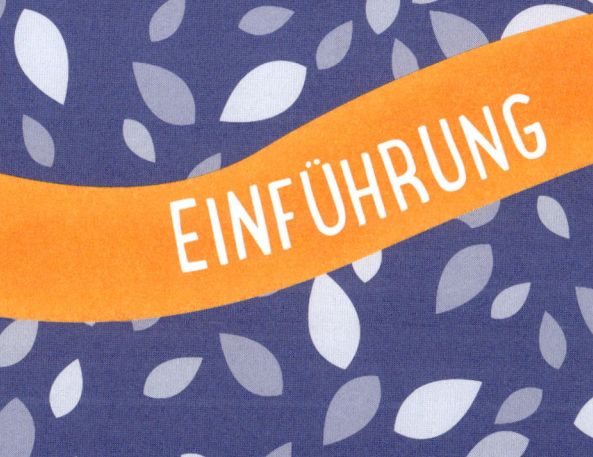

EINFÜHRUNG

# Pause zu Hause

Normalerweise verbinden wir mit Begriffen wie »Freizeit« oder »zu Hause sein« ein entspanntes Dasein, frei von Stress und Arbeit. Wer jedoch sein eigenes Verhalten einmal genauer unter die Lupe nimmt, wird schnell feststellen, dass dies wenn überhaupt nur phasenweise der Fall ist. Nicht wenige Menschen sind auch im privaten Umfeld unablässig mit den verschiedensten Tätigkeiten beschäftigt, und nicht immer handelt es sich dabei um Hobbys oder Sport. In diesem Kapitel betrachte ich zunächst die Lebensumstände, die den Rahmen für das Privatleben bilden. Dann gehe ich den Möglichkeiten nach, wie sich das Leben innerhalb dieses Rahmens so gestalten lässt, dass die wichtigen Dinge getan werden und gleichzeitig genügend Zeit zur Erholung bleibt.

## Wozu Pause?

Eine ehemalige Kollegin sagte einmal: »Die To-do-Liste ist niemals leer.« Was für die Arbeit gilt, gilt erst recht für die Freizeit: Ich kenne niemanden, der in seinem Leben nicht ständig etwas zu erledigen hätte. Wir reden dann gern vom Freizeitstress. Wie auch immer wir es nennen, viele von uns haben das Talent, ihren Tag auch ohne Arbeitsauftrag eines Chefs mit den unterschiedlichsten Tätigkeiten zu füllen.

Einerseits gibt es offensichtliche Aufgaben, wie zum Beispiel den Haushalt, der immer wieder in Ordnung gehalten und organisiert werden will. Wer ein Haus hat, wird einen Teil seiner freien Zeit im Garten verbringen und bei Bedarf etwas reparieren. Viele machen einmal im Jahr ihre Steuererklärung, genauso wie sie regelmäßig ihre Finanzen überprüfen und Rechnungen bezahlen. Solche Dinge gehören zum Leben jedes Menschen dazu – wie umfangreich sie sind, mag individuell sehr verschieden sein. Doch was uns alle eint, ist die Herausforderung, den alltäglichen Dingen fortlaufend Rechnung zu tragen und sie zu bewältigen.

Andererseits entwickeln sich manche unserer Tätigkeiten über die Zeit zu Gewohnheiten, die wir nicht mehr hinterfragen. Vielleicht haben Sie vor Jahren einmal aus Interesse ein Hobby aufgenommen, das seitdem einen gewissen Raum in Ihrem Leben einnimmt. Egal, ob es sich dabei um Sport, eine kreative Aktivität oder eine Vereinsfunktion handelt – Sie machen es, weil es inzwischen zu Ihrem Leben dazugehört und nicht mehr wegzudenken ist. Auf diese Weise füllen Sie Ihr Privatleben nach und nach mit allerlei Beschäftigungen aus, die mehr oder weniger dazu dienen, das Leben in vertrauter Weise aufrechtzuerhalten und/oder Sie selbst zufriedenzustellen.

Solange Sie hierdurch keinerlei Belastung erfahren, werden Sie wahrscheinlich kein Bedürfnis haben, etwas an Ihrer Lebensführung zu ändern. Wenn Sie jedoch den Eindruck haben, dass Ihnen die Dinge hier und da über den Kopf wachsen und Sie weder dem eigenen Anspruch noch den Anforderungen anderer gerecht werden, ist es sinnvoll, das eigene Verhalten einmal selbstkritisch zu hinterfragen. Dies gilt insbesondere dann, wenn sich

Ihre Lebenssituation verändert (hat), zum Beispiel durch ein neugeborenes Kind, die Pflege eines Angehörigen, einen Jobwechsel oder die Diagnose einer Krankheit bei Ihnen selbst oder bei einem nahestehenden Angehörigen oder Freund.

So unterschiedlich die genannten Situationen auch sein mögen, sie alle gehen mit Zusatzbelastungen einher, die häufig eine Anpassung alter Gewohnheiten erfordern. Dabei kommen übrigens nicht nur die zeitliche Komponente oder organisatorische Fragen des Lebens ins Spiel. Ganz wesentlich sind auch psychomentale Belastungsfaktoren wie zum Beispiel die Sorge um einen erkrankten Partner oder die Angst, den neuen Herausforderungen nicht gewachsen zu sein. Menschen neigen dazu, gerade diese seelischen Aspekte zu verdrängen oder zu unterschätzen. Doch sie kosten uns genauso viel Kraft und Energie wie etwa die Organisation eines Umzugs oder eine Haushaltsauflösung.

Beim Autofahren beobachten wir ganz selbstverständlich den Verkehr und fahren vorausschauend. Ebenso sinnvoll ist es, den oben beschriebenen Situationen mit Weitblick zu begegnen, frei nach dem Motto »Augen auf und durch!«. Je frühzeitiger Sie sich mit möglichen oder notwendigen Konsequenzen auseinandersetzen, desto vielfältiger sind Ihre Gestaltungsmöglichkeiten. Beispielsweise können Sie Aufgaben innerhalb der Familie neu organisieren oder ganz an Dritte abgeben. Ziehen Sie schon Konsequenzen, bevor Ihnen die Dinge zu viel werden, anstatt sich weiterhin damit herumzuschlagen, das alte Leben mühsam aufrechtzuerhalten! Einige Seiten weiter, im Kapitel »Pause kann man lernen«, finden Sie Anregungen, wie Sie Ihrem anspruchsvollen Alltag einen Rhythmus geben und regelmäßig die notwendigen Verschnaufpausen einlegen.

Bevor Sie jedoch dorthin blättern, lade ich Sie dazu ein, Ihr Privatleben etwas genauer unter die Lupe zu nehmen. Nutzen Sie die nachfolgende Bestandsaufnahme, um sich bewusst zu machen, wie viel Zeit Sie in die verschiedenen Tätigkeiten investieren und welche davon für Sie wirklich bedeutsam sind. Prüfen Sie anschließend, wie zufrieden Sie mit dem Ergebnis sind. Auf diese Art finden Sie Anknüpfungspunkte für mögliche Konsequenzen, die Sie jetzt sofort oder im Falle einer Zusatzbelastung ziehen können.

Die Reflexionsfragen dienen dazu, dass Sie sich ein Bild von Ihrer derzeitigen Lebenssituation machen. Bitte beachten Sie: Es geht bei dieser Übung darum, einen Handlungsspielraum zu erkennen. Vermeiden Sie also, sich etwas zurechtzubiegen. Seien Sie stattdessen einfach ehrlich zu sich selbst und gewinnen Sie Klarheit über Ihre derzeitige Lebensgestaltung. Nehmen Sie sich einen Stift und machen Sie Ihre Notizen direkt im Buch oder auf einem Stück Papier.

Begegnen Sie Veränderungen im Leben mit Weitblick und gestalten Sie Ihren Alltag schon um, bevor Ihnen alles zu viel wird.

1. Verteilen Sie die Stunden, die Sie wach und aktiv sind, auf die verschiedenen Bereiche. Gehen Sie von einem durchschnittlichen (Wochen-)Tagesverlauf aus, ohne besondere Ereignisse zu berücksichtigen:

| Haushaltsführung | Beruf |
|---|---|
| z. B. Einkaufen, Aufräumen, Putzen, Gartenarbeit, Finanzen | auch: Arbeitsweg, berufsbezogene und persönliche Fortbildung, ehrenamtliche Tätigkeit |
| Hobbys & Interessen, Sport, Wellness, Gesundheit | Familienmanagement |
| Zeit, die Sie in Ihr eigenes Wohlbefinden bzw. zu Ihrem eigenen Vergnügen investieren | beinhaltet Kinderbetreuung, die Pflege Familienangehöriger, Beziehungspflege: Partner und Freunde |

2. Betrachten Sie das Ergebnis und bewerten Sie auf einer Skala von 0 bis 10: Wie zufrieden sind Sie mit der Zeitverteilung?

0 = völlig unzufrieden   10 = sehr zufrieden

3. Wenn Sie mit Ihrem Ergebnis unzufrieden sind:

a) In welchem Bereich hätten Sie gern mehr Zeit zur Verfügung?

b) Für welchen Bereich würden Sie gern weniger Zeit aufwenden?

c) Wie könnte ein erster hilfreicher Schritt aussehen, um Ihren Skalenwert zu verbessern?

d) Was müssten Sie selbst dafür tun?

e) Wer oder was könnte Ihnen helfen?

4. Was Ihnen wirklich wichtig ist:

a) Schreiben Sie zehn Dinge auf, die Ihnen wirklich wichtig sind.

b) Unterstreichen Sie die drei wichtigsten.

c) Schreiben Sie nun mindestens fünf Dinge auf, die Sie künftig tun möchten bzw. für die Sie gern mehr Zeit als bisher einsetzen möchten.

d) Reduzieren Sie diese Wunschliste auf die zwei wichtigsten Punkte.

e) Fassen Sie nun die unter b) und d) benannten Punkte in einer Liste zusammen.

5. Der Preis der Veränderung:
   a) Was müssten Sie tun, um Ihre Wünsche in die Realität umzusetzen?
   b) Worauf würden Sie freiwillig verzichten, um Ihren Wünschen näherzukommen?
   c) Welche Konsequenzen hätte es, wenn Sie die eine oder andere Aufgabe nicht mehr selbst übernehmen würden?
   d) Könnten Sie diese (und/oder weitere Aufgaben) an andere Personen abgeben?
   e) Welche Aufgaben könnten Sie einfach liegenlassen, ohne dass die Welt zusammenbrechen würde?

## Pause im Familienleben

Wer im Familienverbund lebt, ist natürlicherweise mit einer Vielzahl unterschiedlicher Interessenlagen und organisatorischer Herausforderungen konfrontiert. Eine bekannte Werbung verweist nicht umsonst auf das notwendige »Management eines Familienunternehmens«, um all diesen Aspekten gerecht zu werden. Dazu zählen auch die eigenen

Ansprüche an Kinder, den Partner und – last but not least – an sich selbst. Hinzu kommen Einflüsse von außen wie etwa der ungeplante Stundenausfall in der Schule, ferienbedingte Schließzeiten der Kita oder verspätete Bahnen bei Berufspendlern, die den normalen Tagesablauf durcheinanderwirbeln. Gemeinsame Zeiten für Austausch und Entspannung zu finden ist für viele Familien eine weitere Herausforderung.

Wie bekommt man also die verschiedenen Interessenlagen und fixen Termine eines jeden Einzelnen unter einen Hut und schafft Momente, in denen sich die Familienmitglieder begegnen beziehungsweise zur Ruhe kommen? Wichtig wäre es, den Tag zeitlich zu strukturieren und dabei alle Familienmitglieder ins Boot zu holen. Eine Möglichkeit dazu bieten gemeinsame Mahlzeiten, etwa das Mittag- und/oder das Abendessen, das immer zur gleichen Zeit stattfindet. Was jedoch noch vor einigen Jahrzehnten der allgemeingültige Takt eines jeden Familienlebens war, erfährt eine Veränderung: Von vielen meiner Bekannten weiß ich, dass sie neben dem Frühstück nur eine zusätzliche

Mahlzeit einnehmen, am Wochenende in der Regel am späten Nachmittag oder frühen Abend. Einmal ganz abgesehen von ernährungsrelevanten Aspekten solcher Gewohnheiten zeigt dieses Beispiel, wie sich unser Verhalten verändert.

Gemeinsame Mahlzeiten strukturieren nicht nur den Tag, sie haben auch eine wesentliche soziale Funktion innerhalb der Familie oder des Freundeskreises: Sie sind wichtige Momente, für die wir unsere Aktivitäten unterbrechen, um uns mit anderen Menschen an einen Tisch zu setzen, uns mit ihnen zu unterhalten und auf andere Gedanken zu kommen. Häufig sind dies auch die Augenblicke im Tagesablauf, in denen wir uns über gemeinsame Aktivitäten abstimmen. Fallen solche Gelegenheiten teilweise oder ganz weg, verlieren wir nicht nur einen Teil des Miteinanders, sondern auch einen Fixpunkt der Zeitgestaltung und des gemeinsamen Lebensrhythmus.

Zunehmend übt auch die Flexibilisierung der Arbeitszeit Einfluss auf unser Freizeitverhalten aus. Flexible Arbeitszeiten können Vor- und Nachteile für das Privatleben haben. Gelingt es, die Arbeit sinnvoll mit privaten Interessen zu verbinden, dann liegen große Chancen darin. Bedeutet flexible Arbeitszeit, vorrangig beruflichen Anforderungen gerecht zu werden – also flexibel im Sinne des Arbeitgebers zu sein –, dann kommen die persönlichen Bedürfnisse zu kurz, und es kann sogar das Familienleben beeinträchtigt werden.

Im Idealfall ist Flexibilität für Sie ein guter Weg: So wie im Job Arbeitsabläufe und Servicezeiten zu berücksichtigen sind, so sollten flexible Arbeitszeiten Ihnen ermöglichen, Ihre Arbeit so weit wie irgend möglich nach Ihren familiären bzw. privaten Belangen zu gestalten.

Alles in allem erfordern sowohl das Leben in einer Familie wie auch das berufliche Umfeld fortlaufende Abstimmung und Organisation. Wenn Sie sich jedoch nur nach den Anforderungen anderer richten, laufen Sie Gefahr, sich selbst aus dem Auge zu verlieren und zu einem Getriebenen zu werden. Daher ist es bedeutsam, dass Sie sich auch im hektischen Alltag im häuslichen Umfeld hin und wieder kurze Auszeiten gönnen, in denen Sie zur Ruhe kommen. In diesen Momenten können

Sie eine kleine Bestandsaufnahme Ihres Wohlbefindens vornehmen und Ihren aktuellen Bedürfnissen auf die Spur kommen. Dies ermöglicht Ihnen, wieder in Ihre Kraft zurückzufinden, bevor Sie sich anderen Dingen zuwenden.

## Single-Pause

Wer alleine lebt, hat auf den ersten Blick sehr viel mehr Gestaltungsspielraum als jemand, der im Familienverbund lebt. Denn bei Singles fallen die alltäglichen Abstimmungsschleifen mit dem Partner oder Kindern weg, und scheinbar brauchen sie sich nur um sich selbst zu drehen.

Doch auch Singles haben Familie: Bei der zunehmenden Anzahl von Patchwork-Familien gibt es viele Menschen, die zwar allein leben, aber zumindest zeitweise ihre Kinder bei sich haben. So wie Singles eigene Kinder haben können, haben sie in jedem Fall auch Eltern: Gerade von Alleinstehenden wird sowohl von ihrer Familie als auch von der Gesellschaft erwartet, dass vorrangig sie es sind, die sich im Pflegefall um die alten Eltern sorgen.

Und last but not least hat das soziale Umfeld für Singles eine besondere Bedeutung, denn letztlich sind die nahestehenden Freunde diejenigen, die im Falle eines Falles Unterstützung und Beistand geben. Während für Menschen, die in einer Familie leben, Freundschaften tendenziell eher Beziehungen zweiten Grades darstellen, haben sie für Alleinlebende die Bedeutung der Wahlfamilie und damit ein ähnliches Gewicht wie ein Partner oder ein Kind. Diese Art Freundschaft beinhaltet nicht nur gelegentliche Verabredungen zur entspannten Freizeitgestaltung. Vielmehr stellt sie eine verlässliche Komponente dar, die Stabilität und Rückhalt vermittelt. Derlei Beziehungen entstehen nicht über Nacht bei einem gemeinsamen Bierchen. Sie können sehr wohl dort ihren Ausgang nehmen, doch ihre Entwicklung erfordert fortlaufende Begegnung und Pflege über einen längeren Zeitraum. Dies geht mit einem bestimmten Maß an Zeitaufwand und Ernsthaftigkeit einher, ähnlich wie es auch für jede Liebesbeziehung oder Partnerschaft nötig ist.

Ich betone dies deswegen, weil ich in meiner

Coaching-Praxis immer wieder Klienten erlebe, die als Singles leben und sich des Aufwandes, den sie fortlaufend für die Stabilisierung ihres eigenen sozialen Umfeldes betreiben müssen, entweder selbst nicht bewusst sind oder aber auf keinerlei Verständnis dafür stoßen. Menschen mit Familie wird es dagegen selbstverständlich zugestanden, dass die Familie Zeit und Mühe beansprucht.

Was die Gestaltung des Privatlebens angeht, fällt auf Alleinlebende jede Alltagsaufgabe direkt zurück. Es gibt niemanden, der Tätigkeiten der Haushaltsführung abnimmt oder dabei unterstützt. Dies erfordert neben dem entsprechenden Zeitaufwand vor allem eine besonders gute Selbstorganisation – oder die Fähigkeit zu delegieren und sich ein gutes Supportsystem aufzubauen. Gerade in Städten entwickeln sich immer mehr private Initiativen, beispielsweise Nachbarschaftshilfen. Dies mag auch dahin begründet sein, dass vor allem in den Ballungszentren die Anzahl der Single-Haushalte zunimmt und dort viele Menschen mit ähnlicher Problemlage aufeinandertreffen, die nach gemeinsamen Lösungen suchen. Was sich jedoch nicht wegorganisieren lässt, ist die oben beschriebene Beziehungspflege.

Im Prinzip gilt für Singles also das Gleiche wie für Familienmenschen: Das Privat- und Berufsleben erfordert fortlaufende Planung, Abstimmung und Organisation und ist abhängig von wichtigen Bezugspersonen. Auch wenn sich die privaten Lebensumstände voneinander unterscheiden, gelten die gleichen beruflichen Anforderungen. So laufen auch Singles Gefahr, sich tendenziell an den Bedürfnissen Dritter und äußeren Gegebenheiten auszurichten und dabei das eigene Wohlbefinden aus dem Auge zu verlieren.

Wenn Sie also zu der Spezies gehören, die dazu tendiert, direkt nach der Arbeit zu Hause weiterzuwirbeln, um dann gleich zur nächsten Verabredung zu huschen, tun Sie gut daran, hin und wieder eine Pause einzulegen. So kommen Sie zur Besinnung und verschaffen sich Luft dafür, sich selbst und Ihre eigenen Bedürfnisse neu zu sortieren. Auf diese Art verhindern Sie, von einer Aktivität zum nächsten Event weiterzurennen und sich dabei selbst zu vergessen. Stattdessen sorgen

Sorgen Sie dafür, zwischendurch wieder ganz **bei sich selbst anzukommen** und Ihr Energielevel anzuheben.

Sie dafür, zwischendurch wieder ganz bei sich selbst anzukommen und Ihren Energielevel anzuheben. Erst dann sollten Sie entscheiden, welchen Menschen oder Dingen Sie sich wirklich als Nächstes zuwenden möchten.

## Pause kann man lernen

Während unsere Arbeitszeit und damit auch der Pausenrhythmus gesetzlich geregelt sind und häufig anhand von Zeiterfassungssystemen überwacht werden, macht uns im Privatleben niemand Vorschriften. Einerseits ist das ein Glück, andererseits führt es dazu, dass wir keine Orientierungswerte haben, es sei denn, wir schaffen sie uns selbst.

Ich beobachte immer wieder, dass Menschen, die in ihrem Beruf gewohnt sind, ihre Arbeit zu organisieren und sich mit Teamkollegen abzustimmen, förmlich ins Schwimmen kommen, sobald sie auf sich allein gestellt sind und es nur noch um ihre persönlichen Belange geht. Es fällt ihnen leichter, sich in einer vorgegebenen Struktur zu bewegen, in der beispielsweise Abgabetermine, Abläufe und Zuständigkeiten fest definiert sind, als für sich selbst einen angemessenen Lebensrhythmus zu finden und diesen mit Familienmitgliedern und Freunden abzustimmen.

Glücklicherweise ist eine gesunde Selbststeuerung erlernbar: Ebenso wie Sie in der Fahrschule Auto fahren lernen, so können Sie trainieren, auf welche Art Sie sich durch Ihr Leben steuern.

Eine wichtige Voraussetzung dafür ist zunächst einmal eine gute Selbstwahrnehmung. Nur wenn Sie spüren, wie es Ihnen gerade im Moment geht, können Sie weitere Maßnahmen ergreifen, zum Beispiel etwas essen und trinken oder sich körperlich in Schwung bringen. Möglicherweise ist aber auch etwas Ruhe das richtige Mittel der Wahl. Um die jeweiligen Gestaltungsmöglichkeiten zu erkennen, ist es wichtig, Gewohnheiten auf den Prüfstein zu stellen. Nur wenn Sie die Bereitschaft haben, eingefahrene Pfade – zumindest versuchsweise – zu verlassen, können Sie neue Verhaltensweisen oder Übungen ausprobieren und erfahren, wie sie sich auf Ihren Energiezustand auswirken. Auf diese Art und Weise lernen Sie sich selbst immer besser kennen und finden heraus, wann es in Ihrem Leben Zeit ist, Gas zu geben, und wann es angezeigt ist, das Tempo zu reduzieren. Nutzen Sie dieses Buch als Leitfaden, mit dessen Hilfe Sie die richtigen Techniken erlernen, um Ihre Lebens-Fahrweise zu gestalten. Gehen Sie auf Entdeckungsreise – viel Freude dabei!

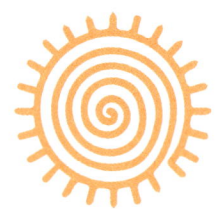

# Im Hamsterrad des Lebens: Bestandsaufnahme

*»Ein Problem lösen heißt,*
*sich vom Problem zu lösen.«*
JOHANN WOLFGANG VON GOETHE

Wenn Sie den Eindruck haben, immer wieder im Hamsterrad des Lebens zu landen, und es Ihnen schwerfällt, den Ausstieg zu finden, dann ist dieses Kapitel das Richtige für Sie! Es liefert Ihnen das Rüstzeug, Ihre innere Einstellung zu überprüfen und einmal ganz anders zu denken als bisher – denn auf der anderen Seite des Problems liegt die Lösung!

Wenn Sie in der Lage sind, von den selbstverständlichen Alltagsgewohnheiten Abstand zu nehmen, können Sie jenseits des Üblichen neue Handlungsmöglichkeiten finden. Nehmen Sie sich für die folgenden Reflexionsübungen einen Stift und machen Sie Ihre Notizen direkt im Buch oder auf einem Stück Papier.

## 1. Bestandsaufnahme

Wie schon mehrfach beschrieben, wirkt es sich ungünstig auf Ihr Wohlbefinden aus, wenn Sie ohne Unterlass aktiv sind und keine Verschnaufpausen einlegen. Das ist in etwa so, als wenn Sie durchgehend beschleunigen und völlig vergessen haben, dass es eine Bremse gibt. Eine gewisse Zeit lang wird Ihr Körper Höchstleistung vollbringen. Doch irgendwann kann er die Anstrengung nicht mehr kompensieren und wird nach und nach Warnsignale abgeben. Dieses Biofeedback variiert von Mensch zu Mensch und von Situation zu Situation. Ein erster wichtiger Schritt besteht darin, dass Sie die Rückmeldung Ihres Körpers frühzeitig erkennen und ernst nehmen. Mit der Zeit wird Ihr Gespür für Ihre Belastungsgrenzen immer feiner werden, was es Ihnen ermöglicht, umgehend gegenzusteuern, das heißt Überlastung zu vermeiden und Gesundheitsbeschwerden vorzubeugen. Auf diesem Wege werden Sie nach und nach ganz von allein zu einem gesunden Arbeits- und Lebensrhythmus finden.

Machen Sie nun zunächst eine Bestandsaufnahme Ihrer derzeitigen Gewohnheiten und kreuzen Sie die Aussagen an, die auf Sie zutreffen:

- ▶ Mein Tagesablauf ist unregelmäßig, ich stehe zu unterschiedlichen Zeiten auf und gehe am Abend zu verschiedenen Zeiten zu Bett.
- ▶ Für Verschnaufpausen habe ich keine Zeit, dazu habe ich viel zu viel um die Ohren.
- ▶ Meine Tage – Arbeitszeit und Freizeit – sind in der Regel mit verschiedenen Terminen durchgetaktet.
- ▶ Ich komme häufig sehr abgehetzt und/oder zu spät zu Terminen oder Verabredungen.
- ▶ Ich fahre viel mit dem Auto oder öffentlichen Verkehrsmitteln.
- ▶ Mein Tagesplan bzw. meine Verabredungen richte ich vor allem nach den Notwendig- keiten aus, die sich seitens der Familien- mitglieder/meines Partners/meiner Freunde oder anderer ergeben.
- ▶ Mir ist es wichtig, dass ich am Ende des Tages all meine Punkte auf der To-do-Liste abhaken kann.

- Es macht mir Freude, viel um die Ohren zu haben – dann weiß ich, was ich zu leisten imstande bin.
- Wenn mich meine Familienmitglieder oder Freunde um Unterstützung bitten, lasse ich sofort alles stehen und liegen und eile zu Hilfe.
- Mir fällt es schwer, anderen einen Wunsch abzuschlagen.
- Es fällt mir leicht, meine eigenen Bedürfnisse hinter denen anderer zurückzustellen.
- Ich habe keinen Moment für mich allein, der nicht mit einer Aktivität angefüllt wäre.
- Ich finde keine Zeit dafür, meinen eigenen Interessen nachzugehen.
- Ich treibe kaum oder nur sehr unregelmäßig Sport – dafür fehlt mir einfach die Zeit.
- Meine Familie/mein Partner/meine sehr guten Freunde beschweren sich regelmäßig bei mir, dass ich keine Zeit für sie habe.
- Es gibt in meinem Zuhause keinen (eigenen) Raum, in dem ich mich zurückziehen kann, um nur für mich zu sein.

- Es kommt vor, dass ich am Abend feststelle, dass ich das erste Mal am Tag in Ruhe zum Sitzen komme.
- Mir fällt es schwer, abzuschalten und zu entspannen.
- Oft liege ich abends im Bett noch lange wach und finde keinen Schlaf.
- Ich esse nebenbei, während ich anderen Tätigkeiten nachgehe.
- Ich nehme mir nur wenig Zeit für die Mahlzeiten.
- Ich lasse immer mal wieder eine Mahlzeit ausfallen, weil ich keine Zeit dafür habe.
- Manchmal ist mir tagsüber schwindelig oder übel, weil ich vergessen habe, etwas zu trinken und zu essen.
- Es fällt mir schwer, mich ganz auf eine Sache zu konzentrieren.
- Ich leide häufiger unter Kopfschmerzen.
- Ich fühle mich tagsüber öfters müde und schlapp.
- Meine Nacken- und Rückenmuskulatur ist sehr verspannt.

- ▸ Ich bin häufig gereizt und kurz angebunden.
- ▸ Wenn etwas nicht so läuft wie geplant, fällt es mir schwer, einen klaren Kopf zu behalten und nach einer anderen Lösung zu suchen.

Sie werden bemerkt haben, dass einige Aussagen auf Ihr Verhalten und andere auf körperliche Signale abzielen. Sie können beim Ankreuzen nichts falsch oder richtig machen – wichtig ist allein, dass Sie sich selbst gegenüber zu einer ehrlichen Einschätzung gelangen. Schließlich wollen Sie ja damit möglichen Anknüpfungspunkten für einen ausgeglichenen Lebens- und Arbeitsrhythmus auf die Spur kommen. Da ist es wenig sinnvoll, dass Sie sich selbst beschummeln ☺. Schauen Sie sich also die Liste nochmals an und prüfen Sie, ob Sie alle in Frage kommenden Aussagen angekreuzt haben.

Werten Sie nun Ihre Bestandsaufnahme aus. Grundsätzlich gilt: Je mehr Kreuze Sie in der Checkliste finden, desto wahrscheinlicher ist es, dass Ihr Alltagsverhalten Sie immer wieder aus der Balance bzw. aus Ihrer Kraft bringt. Wenn Sie mehr als acht Punkte angekreuzt haben, kann dies ein Hinweis darauf sein, dass Sie in Ihrem Privatleben zu viel Gas geben und Gefahr laufen, aus der Kurve getragen zu werden. In diesem Fall ist es wichtig zu lernen, einen Gang (oder mehrere Gänge!) herunterzuschalten, um mit gemäßigtem Tempo durch den Tag zu kommen.

Aber auch, wenn Sie weniger als acht Punkte angekreuzt haben, lohnt es sich, die folgenden Anregungen für einen entspannteren Umgang mit den alltäglichen Herausforderungen zu lesen. Schauen Sie, welche Aspekte für Sie besonders interessant sind, und beginnen Sie dann, zunächst an diesen Stellschrauben zu drehen.

## 2. Tun Sie das, was Sie gut können

Jeder kennt das Gefühl von Anstrengung, das sich einstellt, wenn wir Dinge tun, die uns nicht in die Wiege gelegt sind. Tun wir hingegen etwas, wofür wir ein Talent besitzen, geht uns das leicht und schnell von der Hand.

Wenn Sie sich in Ihrem Alltag nun mit vielen Tätigkeiten beschäftigen, bei denen Sie gegen einen inneren Widerstand arbeiten müssen, verlieren Sie unverhältnismäßig viel Energie. Außerdem werden Sie wahrscheinlich lange zum Erledigen dieser Aufgaben benötigen, und viel Freude werden Sie wohl auch nicht dabei empfinden.

Nutzen Sie Ihre Fähigkeiten dafür, Ihren Alltag besser zu organisieren und auszugestalten! Je mehr Sie Ihre Talente einsetzen, desto eher wird sich das Gefühl von Leichtigkeit und Freude beim Tun einstellen. Beginnen Sie damit, indem Sie nun eine Liste erstellen mit all den Dingen, die Sie gern tun und die Ihnen leichtfallen. Überlegen Sie im nächsten Schritt, a) wo Sie Ihre Lieblingsaktivitäten bereits nutzen und b) wofür Sie sie künftig noch mehr einsetzen können.

### 3. Lassen Sie das los, was Kraft kostet

Wenn Ihr Tag ausschließlich mit Verpflichtungen ausgefüllt ist, bauen Sie innerlich viel Druck auf. Spätestens wenn sich ein Gefühl permanenter Anstrengung eingestellt hat, ist es Zeit dafür, dass Sie Ihre To-do-Liste genauer betrachten und Überlastungen entgegensteuern. Je nachdem, mit welcher

Je mehr Sie Ihre Talente einsetzen, desto eher wird sich das Gefühl von **Leichtigkeit und Freude** beim Tun einstellen.

Einstellung Sie die Liste betrachten, wird es Ihnen mehr oder weniger leichtfallen, Punkte davon zurückzustellen oder ganz zu streichen. Doch die Reduktion der zu erledigenden Punkte ist nur eine Möglichkeit der Entlastung. Fragen Sie sich auch, ob Sie alle Dinge zwingend selbst erledigen müssen – oder aber, ob Sie nicht das eine oder andere auch an jemand anderen abgeben können.

Das gilt vor allem für die Punkte, die unbedingt getan werden müssen, ob Sie dazu nun Lust haben oder nicht. In meinem Fall zählen dazu das Erledigen der Steuererklärung und das Bügeln. Zu meinem großen Erstaunen gibt es jedoch Menschen, die genau diese Tätigkeiten nicht nur gut können, sondern auch noch große Freude daran haben. So hatte ich vor einigen Jahren eine Untermieterin, die es förmlich liebte zu bügeln und auch nicht vor meinem Kleiderberg haltmachte. Was für ein großes Glück für mich! Die Steuererklärung samt Buchhaltung habe ich – nicht nur aus Bequemlichkeit – bereits seit Jahren an einen Steuerberater abgegeben, der seine Arbeit tatsächlich gern tut und außerdem auch noch besser im Thema ist als ich. Diese Lösungen habe ich vor allem deswegen gefunden, weil ich bereit war, loszulassen und abzugeben. Würde ich stattdessen die Haltung pflegen, alles alleine machen zu müssen, oder hätte ich die Sorge, dass andere die Aufgaben nicht in meinem Sinne ordentlich und korrekt ausführen, dann wäre mein Arbeitsberg um einige ungeliebte Dinge reicher und größer, als er es sowieso schon ist.

Nehmen Sie nun Ihre To-do-Liste zur Hand. Wenn Sie diese in digitaler Form abgespeichert haben, ist es hilfreich, sie komplett auszudrucken. Manche meiner Klienten staunen, wie lang ihre

Liste tatsächlich ist, wenn sie schwarz auf weiß vor ihnen liegt. Auf dem Bildschirmausschnitt geht das Gefühl für die Länge verloren. Auf Papier überblicken Sie leicht sämtliche Punkte und können diese anhand der nachstehenden Aufgaben sortieren. Beantworten Sie die nachfolgenden Fragen und markieren Sie die Liste entsprechend.

Schauen Sie sich alle Punkte Ihrer To-do-Liste nacheinander an:

a) Welche Tätigkeiten davon bringen Ihnen Freude, was fällt Ihnen leicht?

b) Welche Aufgaben sind Ihnen besonders wichtig? Was möchten Sie auf jeden Fall regelmäßig zuverlässig/ordentlich/korrekt erledigt haben?

c) Welche Aufgaben machen Ihnen den meisten Druck?

d) Welche der »Druckpunkte« MÜSSEN SIE zwingend SELBST erledigen?

e) Was würde passieren, wenn Sie die unter b), c) und d) gekennzeichneten Punkte eine Weile nicht ausführen könnten?

f) Welche dieser Punkte könnte auch jemand anderes wie beispielsweise ein Familienmitglied, die Haushaltshilfe oder ein anderer Dienstleister übernehmen?

g) Welche Punkte stehen schon länger auf dieser Liste, was schieben Sie vor sich her? Was würde passieren, wenn Sie diese Punkte ganz streichen würden? Wenn sich vor Ihrem inneren Auge kein Drama abzeichnet, streichen Sie die Punkte, ohne weiter darüber nachzudenken!

h) Betrachten Sie nochmals sämtliche Aufgaben auf Ihrer Liste: Markieren Sie jetzt alle Punkte, die Sie entweder an andere delegieren möchten oder ganz streichen können. Wenn Sie nun die Aufgaben, die übrig bleiben, betrachten: Sind Sie damit zufrieden? Wie fühlen Sie sich?

Falls Sie sich nicht deutlich entlastet fühlen, empfehle ich Ihnen dringend, sich einmal gemeinsam mit einem Coach oder jemandem, der sich beruflich mit den Fragen der Selbstorganisation beschäftigt, dieser Thematik zu widmen. Denn nur, wenn Sie Ihre To-do-Liste auf ein Maß reduzieren, das Sie ohne Anspannung bewältigen können und das Ihnen Leerlaufzeiten ermöglicht, werden Sie dauerhaft gut durch Ihren Alltag kommen.

## 4. Pflegen Sie Ihre Kraftquellen

Es gibt Momente, da ballen sich scheinbar an allen Fronten Probleme wie Gewitterwolken zusammen. In diesen Situationen sind wir besonders gefordert, gleichzeitig verschiedene Bälle in der Luft zu halten. Hierfür brauchen wir all unsere Kraft.

Doch erfahrungsgemäß neigen viele Menschen dazu, gerade in solch herausfordernden Momenten genau die Aktivitäten zu vernachlässigen, die ihre Energie erhalten. Sie investieren ihre Energie allein in die Problembewältigung und laufen allmählich leer. Meistens bemerken sie es erst, wenn ihre Belastungsgrenze schon überschritten ist.

Deshalb empfiehlt es sich zu Zeiten, die mit geringerer Anstrengung einhergehen, den eigenen Kraftquellen auf die Spur zu kommen und diese kontinuierlich zu pflegen. So schaffen Sie sich ein Energiepolster für Phasen, in denen es ganz dicke kommt. Außerdem haben Sie auf diesem Wege Gewohnheiten entwickelt, auf die Sie auch in Zeiten der Belastung leicht(er) zurückgreifen können. Die Gefahr der Überforderung verringert sich, und Sie bleiben handlungsfähig. Und jede Wette: Sie werden mehr Spaß im Leben haben!

a) Fragen Sie sich: Welche Dinge geben mir Kraft? Hierzu gehören alle Aktivitäten und Dinge, die Ihnen Freude machen beziehungsweise bei denen sich Ihr Energielevel fühlbar anhebt. Dies können Beziehungen zu besonderen Menschen sein, die zu treffen immer ein Energizer für Sie darstellt. Das kann ein Hobby sein, in dem Sie ganz aufgehen. Überlegen Sie, in welchen Situationen Sie sich zuletzt gefreut haben und wann sich ein Gefühl von Leichtigkeit eingestellt hat.

b) Wie häufig und regelmäßig pflegen Sie diese Kraftquellen? Wie könnte ein erster hilfreicher Schritt aussehen, um sie noch öfter anzuzapfen und für sich zu nutzen? Was müssten Sie tun, um Ihre Kraftquellen regelmäßig, jede Woche zu pflegen?

## 5. Erlauben Sie sich mal was!

Es gibt eine Menge Gründe dafür, warum wir an Aufgaben festhalten, obwohl wir wissen, dass es besser wäre, sie zu lassen. Es mag Perfektionismus oder Kontrollzwang sein, oder eine innere Stimme, die uns mahnt, dieses oder jenes zu erledigen. Besonders leistungsorientierte Menschen neigen dazu, auch in ihrer Freizeit von einer Aktivität zur nächsten zu hetzen. Scheinbar gibt es immer etwas

Pflegen Sie Ihre Kraftquellen kontinuierlich – so schaffen Sie sich ein Energiepolster für schwierige Zeiten.

Wichtiges zu tun, bevor sie sich etwas Entspannung gönnen.

Im Coaching würde ich die unterschiedlichen Antreiber genau unter die Lupe nehmen und individuell bearbeiten. Doch am Ende mündet auch eine detaillierte Analyse in die folgenden Fragen:

a) Angenommen, Sie würden sich erlauben, einmal alle fünfe gerade sein zu lassen – was würden Sie sich dann gern erlauben? Welche Aufgaben würden Sie einfach liegenlassen? Womit würden Sie sich künftig nicht mehr beschäftigen?

b) Wer würde Sie bei Ihrem Vorhaben eher unterstützen?

c) Wer hätte tendenziell etwas dagegen einzuwenden?

d) Wen müssten Sie dafür um Erlaubnis bitten, es tatsächlich zu tun?

e) Nehmen wir an, Sie fassen Ihren ganzen Mut zusammen und lassen gewisse Dinge sein – was wäre das Schlimmste, das passieren könnte? Was wäre das Beste?

f) Wie wahrscheinlich ist es, dass das Beste und das Schlimmste eintreten werden?

g) Wenn Sie das Risiko abwägen – was spricht dagegen, dass Sie es wagen und einfach mal das tun, was Sie wirklich möchten?

## TIPP

Planen Sie einen Aufräumtag ein! An diesem Tag räumen Sie alle die Ecken, Schränke und Regale aus und auf, in denen sich Dinge stapeln, die Sie schon lange nicht mehr in die Hand genommen haben. Vielleicht brauchen Sie diese Dinge gar nicht mehr und können sie entsorgen oder verschenken.

Alles, was wir ansammeln, stellt auch einen gewissen mentalen Ballast dar. Insofern schafft ein Aufräumtag nicht nur Platz in der Wohnung, sondern macht auch den Kopf frei.

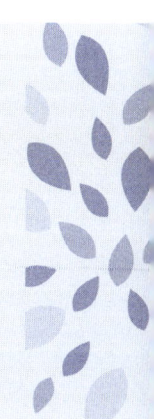

# Welcher Entspannungstyp sind Sie?

Es gibt eine Vielzahl unterschiedlicher Entspannungstechniken, die im Prinzip jeder lernen kann. Doch wie ein Mensch sich am besten entspannen kann, ist individuell sehr unterschiedlich. Daher hat jeder seine eigenen Präferenzen, seine ganz spezielle Lieblingsentspannung.

Finden Sie mit Hilfe der folgenden Fragen heraus, welcher Entspannungstyp Sie sind! Ob Sie sportlich aktiv sind oder schon länger keinen Sport mehr getrieben haben, spielt dabei keine Rolle. Es geht allein um Ihre innere Einstellung. Überlegen Sie, welche Sportarten Ihnen am meisten Spaß machen beziehungsweise gemacht haben. Dann markieren Sie alle zu Ihnen passenden Aussagen:

- Sie bevorzugen Mannschaftssport, bei dem es darum geht, gemeinsam ein Ziel zu erreichen und sich im Team aufeinander zu verlassen.
- Sie sind eher der Einzelkämpfer, der für sich allein trainiert und ganz dem eigenen Rhythmus folgt.
- Sie brauchen feste Trainingszeiten und legen Wert auf einen pünktlichen Beginn.
- Klare Regeln und Abläufe sind Ihnen wichtig.
- Im Wettkampf mit anderen geht es Ihnen vorrangig um Fairness und Gerechtigkeit.
- Sie lieben es, im sportlichen Umfeld Ihre sozialen Kontakte zu pflegen und gemeinsam mit anderen Menschen Spaß zu haben.
- Sie kommen aus einer sportlichen Familie und treiben gern gemeinsam mit dem Partner und/oder Ihren Kindern Sport.
- Ein Sport, bei dem es nichts zu gewinnen gäbe, ist nichts für Sie: Sie wollen ganz oben auf das Siegertreppchen und sich mit dem Pokal in den Händen feiern lassen!
- Sie lieben Wettkampfsituationen, bei denen

Sie alles geben müssen, um Ihren Gegner niederzuringen.

▶ Sie treiben gern Kraftsport und genießen es, sich gesund und vollwertig zu ernähren.

▶ Sie sind eindeutig ein Bewegungsmensch: Ohne körperliche Aktivität können Sie nicht zur Ruhe kommen.

▶ Sie schaffen sich gern ruhige, meditative Momente, um sich zu entspannen.

Schauen Sie sich Ihr Ergebnis an – können Sie eine Tendenz erkennen? Dann haben Sie schon einen großen Schritt in die Richtung getan, die für Sie passenden Möglichkeiten der Entspannung zu finden und umzusetzen.

In Ihrem eigenen Reich können Sie jederzeit frei darüber entscheiden, was Sie tun. Wenn Sie den Vorsatz gefasst haben, künftig regelmäßig Ihre Alltagsaktivitäten für eine Entspannungspause zu unterbrechen, werden Sie aller Wahrscheinlichkeit nach damit auf Dauer nur dann erfolgreich sein, wenn Sie Ihren natürlichen Neigungen folgen. Wenn Sie also zu denjenigen Menschen gehören, die sich gern bewegen, um anschließend zur Ruhe zu finden, wählen Sie die dazupassenden dynamischen Pausenübungen aus. Sind Sie eher der Typ ruhiger Einzelkämpfer, ist eine Meditation womöglich das Richtige für Sie. Sie lieben es, zusammen mit anderen aktiv zu sein? Verabreden Sie sich mit Ihrem Partner, Ihren Kindern oder Freunden für die gemeinsame Erholungspause.

Ein Grundsatz in der systemischen Beratung lautet: »Jeder Mensch, der es geschafft hat, ein Problem in seinem Leben zu kreieren, hat auch die Fähigkeiten dazu, das Problem zu lösen.« Diese Haltung geht von der Überzeugung aus, dass in uns Ressourcen schlummern, die nur darauf warten, abgerufen zu werden. Gelingt es, diese Kräfte anzuzapfen, sind wir in der Lage, unser Leben ganz nach unseren Vorstellungen zu gestalten und unsere Probleme zu lösen.

Ein Coach hat die Aufgabe, Ihnen dabei zu helfen, die momentan noch verdeckten Kraftquellen freizulegen und Ihnen zugänglich zu machen. Das versetzt Sie in die Lage, die vor Ihnen liegenden Aufgaben offensiv anzupacken und passende Lösungen für alle Lebensfragen zu finden. In einem guten Coaching entdecken Sie Seiten oder Fähigkeiten an sich selbst, die Ihnen bislang nicht bewusst waren und die Sie nun nutzbar machen können. Dieses Sich-selbst-Entdecken ist ein Prozess, der ähnlich wie eine Reise mit einem ersten Schritt beginnt. Nutzen Sie dieses Buch als Ihren persönlichen Coach und machen Sie sich auf die Reise!

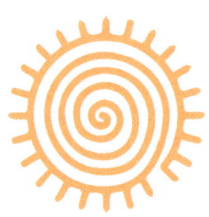

# Empfehlungen für die Praxis

## Raum schaffen

Ich möchte Sie nun dazu einladen, Ihr Zuhause dahin gehend zu betrachten, wo Sie Ihren ganz persönlichen Platz für Rückzug und Entspannung einrichten können (sofern Sie das nicht schon längst getan haben ☺).

Warum ist es sinnvoll, sich einen solchen Platz zu schaffen? Wenn Sie eine bestimmte Stelle in Ihrem Zuhause für Ihre persönliche Entspannung frei halten, spiegelt das Ihre mentale Bereitschaft wider, sich zwischendurch eine Auszeit vom Alltag zu gönnen. Außerdem haben Sie dann Ihre »Pausenecke« stets vor Augen. Dies wird Sie förm-

**Wenn Sie sich in Ihrem Zuhause einen eigenen Pausenplatz schaffen, spiegelt das Ihre Bereitschaft wider, sich zwischendurch eine Auszeit vom Alltag zu gönnen.**

lich zu einer Erholungspause einladen, vor allem, wenn Sie sich diese Ecke Ihren Wünschen entsprechend angenehm gestalten und alle Gegenstände bereitstellen, die Sie zur Erholung benötigen. Auf diese Weise geben Sie Ihrer Pause einen genauso festen Platz wie anderen Interessen, beispielsweise dem Fernsehen und der Musik, der Arbeit am Schreibtisch oder dem Basteln und Werken.

Stellen Sie sich vor, Sie müssten erst einmal Möbel und Gegenstände herumräumen, um sich bei

Bedarf einen Pausenplatz zu schaffen. Ein so großer Aufwand wäre wie eine Bremse für Ihr Vorhaben, kontinuierliche Erholungszeiten konsequent in Ihr Leben zu integrieren – vor allem an Tagen, an denen Sie ohnehin schon sehr beschäftigt sind und keine Energie mehr haben, erst noch die halbe Wohnungseinrichtung zu bewegen.

Wenn Sie hingegen sowohl in Ihrer Wohnung als auch mental einen Pausenraum (oder -platz) kreieren, können Sie die Pause zu Hause leichter in die Tat umsetzen und zur guten Gewohnheit werden lassen.

Nehmen Sie sich etwas Zeit, um zu überlegen, wo in Ihrer Wohnung oder Ihrem Haus ein geeigneter Pausenplatz wäre. In welchem Raum fühlen Sie sich besonders wohl? Bedenken Sie, dass es in Ihrer Alltagspause darum geht, abzuschalten und zu entspannen. Das funktioniert nur an einem Ort, an dem Sie sich wirklich gern aufhalten. Idealerweise handelt es sich dabei nicht nur um ein Pauseneckchen, sondern tatsächlich um einen Raum, dessen Tür Sie hinter sich schließen können, um einmal ganz für sich zu sein.

Doch selbst wenn Sie in einem kleinen Reich leben, können Sie einen Platz schaffen, den Sie vorrangig für Ihre Erholung reservieren. In diesem Fall ist Ihre Kreativität gefragt. Gehen Sie am besten ähnlich vor wie bei Ihrem Einzug, als Sie sich gefragt haben, wo Sie Ihren Fernseher aufstellen oder das Sofa plazieren.

Es lohnt sich, dieser Übung ein wenig Ihrer Zeit zu widmen. Manchmal stellen sich bei der Frage, wo IHR Platz in Ihrem Zuhause ist, überraschende Erkenntnisse ein. Dazu ein Beispiel aus meiner Coaching-Praxis: Vor einigen Jahren hatte ich eine Klientin, die mit dem Wunsch zu mir kam, ihrem Alltagsstress und Schlafstörungen auf gesündere Art zu begegnen. Im Rahmen der Bestandsaufnahme kristallisierte sich heraus, dass ihr Yoga und Meditation halfen, inneren Druck abzubauen und zu entspannen. So wanderten wir gemeinsam gedanklich durch das Haus, das sie gemeinsam mit ihrem Mann und zwei Kindern bewohnte. Auf der Suche nach einem geeigneten Meditationsplatz stellte meine Klientin fest, dass sämtliche Räume des geräumigen Heims entweder ungeeignet eingerichtet waren, wie der offene Wohn-Ess-Bereich, oder bereits durch die anderen Familienmitglieder komplett belegt waren. Beide Kinder hatten jeweils ein eigenes Zimmer, ebenso selbstverständlich verfügte ihr Mann über ein Arbeitszimmer, das er als Angestellter jedoch nur selten nutzte. Am Ende unseres Rundgangs wurde meiner Klientin schließlich bewusst, dass es sich bei den von ihr nutzbaren Räumen um die Küche und den Waschkeller handelte. Meiner Klientin war diese Erkenntnis zunächst sehr unangenehm, denn sie war diejenige, die am meisten Zeit im Haus verbrachte und als Einzige keinen eigenen Platz darin fand. Dem Coaching folgten einige intensive Gespräche im Familienrat, an deren Ende sich schließlich eine für alle gangbare Lösung fand. Doch war dies kein leichter Weg, da neben der Platzfrage vor allem das unterschiedliche Selbst- und Rollenverständnis der Ehepartner zutage trat, das sich in der ursprünglichen Raumaufteilung widerspiegelte und nun eine Anpassung erforderte. Der positive Effekt sowohl der Lösung dieser Themen als auch der Platzfrage war, dass die

Schlafstörungen der Klientin fast zeitgleich mit der Veränderung der räumlichen Verhältnisse wegfielen.

## Zeit schaffen

»Nehmen Sie sich Zeit – auch wenn Sie keine haben!« - Das ist leichter gesagt als getan. Aus meiner Erfahrung als Coach, aber auch als Betroffene mit einem eigenen überbordenden Kalender weiß ich, dass sich Erholungspausen nur dann erfolgreich in den Alltag integrieren lassen, wenn sie ebenso ernst genommen werden wie jeder andere Punkt auf der To-do-Liste. Aus diesem Grunde ist es sinnvoll, auch im Alltag Zeiten einzuplanen, die ausschließlich zur Erholung zur Verfügung stehen. Hier möchte ich Ihnen einige Anregungen für ein gutes Gelingen geben:

▶ Planen Sie Ihre Pausen! Blockieren Sie in Ihrem Kalender täglich Pausenzeiten, um in diesem Zeitraum keine anderen Aktivitäten einzuplanen. Das gilt besonders für die Zeit

nach der Rückkehr aus einem anspruchsvollen Job. Es gibt nichts Schöneres, als nach
einem anstrengenden Arbeitstag in aller
Ruhe zu Hause anzukommen und sich einen
Moment Entspannung zu gönnen, bevor Sie
sich für weitere Aktivitäten wappnen.

▶ Nutzen Sie die Weckfunktion Ihres Handys
dafür, um sich in regelmäßigen Abständen
an die Unterbrechung Ihrer Aktivitäten zu
erinnern.

▶ Arbeiten Sie mit Selbstüberlistung: Überlegen Sie, wer oder was Sie regelmäßig an
Ihr Pausenvorhaben erinnern kann. Meine
Unterstützerin heißt Samba und läuft auf
vier Pfoten neben mir durchs Leben. Sie ist
zwar zwischenzeitlich aus dem Sturm-und-
Drang-Alter heraus und durchaus in der
Lage, einige Zeit friedlich unter dem Schreibtisch zu schlafen. Doch in regelmäßigen
Abständen erinnert sie mich freundlich
stupsend oder laut bellend daran, dass es
nun Zeit für den nächsten Gassi-Gang oder
einfach nur zum Spielen ist.

► Wenn »zufällig« immer etwas oder jemand dazwischenkommt, sobald Sie gerade eine Pause einlegen wollen, blättern Sie vor zum Kapitel »Zwischen Rücksichtnahme und Abgrenzung«.

► Wenn Sie merken, dass Sie einen großen inneren Schweinhund überwinden müssen, um im Alltag konsequent Pausen einzulegen, empfehle ich Ihnen, in meinem Buch *Meine Yoga-Pause für den Job* nachzuschlagen. Dort ist ein ganzes Kapitel der Frage gewidmet, wie Sie Ihren inneren Schweinehund zum Freund und Unterstützer machen.

## Den eigenen Rhythmus finden

Die meisten Menschen neigen dazu, ihre Aktivitäten nur dann zu unterbrechen, wenn sie dabei gestört werden oder aber ihr Körper deutliche Signale sendet, wie zum Beispiel ein Hunger- oder Durstgefühl. Doch in Ihrer Freizeit liegt es ganz an Ihnen selbst, wie oft und wie lange Sie Erholungspausen einlegen. Nehmen Sie Ihre Pausenplanung in die

Hand und warten Sie nicht so lange, bis Ihr Körper sich meldet!

Was Sie dabei beachten sollten, ist Ihre ganz individuelle Lebens- und Arbeitsweise. Beispielsweise hat jeder Mensch seinen eigenen, angeborenen Biorhythmus: So stehen manche Menschen gern früh auf und gehen entsprechend frühzeitig zu Bett, andere zählen zu den Nachteulen und drehen abends erst so richtig auf. Der Biorhythmus bestimmt die Zeiten im Tagesverlauf, in denen ein Mensch die meiste Energie hat oder aber im Leistungstief hängt.

Sie selbst können am besten einschätzen, wie sich Ihre Energiekurve im Tagesverlauf darstellt. Wenn Ihnen dies schwerfällt, fragen Sie sich, zu welchen Zeiten Sie sich für gewöhnlich frisch und wach fühlen und wann Sie tendenziell eher kraftlos sind und Ihren Alltag nur mit Anstrengung bewältigen können. Möglicherweise hilft es Ihnen, wenn Sie sich einmal für ein bis zwei Wochen dahin gehend beobachten und die unterschiedlichen Phasen notieren. So kommen Sie Ihrer natürlichen Energiekurve auf die Spur.

Es ist sinnvoll, diesen natürlichen Rhythmus bei der Alltagsgestaltung zu berücksichtigen. Wenn Sie gegen ihn arbeiten, indem Sie beispielsweise in Ihren Leistungstiefs anstrengende Aufgaben wahrnehmen, verbrauchen Sie unnötigerweise einen Teil Ihrer Kraft.

Nutzen Sie Ihr Wissen für eine kluge Zeitplanung! Idealerweise legen Sie Ihre Erholungspausen in die Phasen, in denen Ihr Energielevel erfahrungsgemäß absinkt. Dies gilt insbesondere an Tagen, an denen Sie viel auf dem Zettel haben oder Aufgaben erledigen wollen, die ein hohes Maß an Konzentration erfordern. Orientieren Sie sich bei Ihrer Pausenplanung an folgenden Kriterien:

▶ Wenn Sie viel zu erledigen haben, planen Sie mehrere kleine Entlastungspausen ein, am besten im Rhythmus von 60 bis 90 Minuten.

▶ Planen Sie die Länge Ihrer Pausen: Im Regelfall stellt sich nach etwa 18 bis 20 Minuten der Erholungseffekt ein. Handelt es sich um Ihre Mittagspause, sollten Sie zusätzlich ausreichend Zeit zum Essen einplanen.

## Legen Sie Ihre Erholungspausen in die Phasen, in denen Ihr Energielevel erfahrungsgemäß absinkt.

▶ In arbeitsreichen Phasen mit starker körperlicher oder mentaler Belastung verlängern Sie Ihre Pause auf 45 bis 60 Minuten und planen über den Tag verteilt weitere kürzere Unterbrechungen ein.

▶ Mehrere kurze Pausen sind effektiver als eine längere Pause, die beispielsweise über eine Stunde dauert. Zudem erschwert eine lange Pause das Zurückfinden in den aktiven Alltag.

▶ Wenn Sie im Homeoffice viel am Laptop oder am Bildschirm arbeiten, empfehlen sich Kurzpausen von 5 bis 10 Minuten pro Stunde. Nutzen Sie diese Pausen bewusst für körperliche Bewegung. Stehen Sie auf, gehen Sie umher oder machen Sie eine der Bewegungsübungen aus dem Praxisteil – damit unterbrechen Sie die starre Sitzhaltung sowie die Fixierung der Augen und wirken zugleich auch einer psychischen Überlastung entgegen.

## Zwischen Rücksichtnahme und Abgrenzung

*Harmonie um jeden Preis*
*geht zu Lasten des Herzens.*
ULRIKE REICHE

Manchmal ist es nötig, dass Sie Ihr Recht auf die Erholungspause gegen die Begehrlichkeiten anderer verteidigen. Im familiären Umfeld werden Sie mit den Erwartungen Ihrer Kinder oder Ihres Partners konfrontiert. Aber auch Freunde kommen mit ihren Sorgen und Wünschen auf Sie zu und bitten um Unterstützung.

Entscheiden Sie je nach Situation, ob Sie dafür

zur Verfügung stehen möchten oder nicht. Wenn Sie Ihre eigenen Bedürfnisse an die erste Stelle setzen, muss dies nicht zwangsläufig die grundsätzliche Ablehnung der Wünsche bedeuten, die an Sie herangetragen werden. Ihr momentanes NEIN kann beispielsweise auch »Jetzt nicht, aber später« heißen. Fragen Sie sich:

- Wer ist Herrscher über Ihre Zeit? Sind Sie es selbst – oder lassen Sie sich immer wieder von anderen in Ihre Pläne hineinreden oder durch deren Verhalten davon ablenken?
- An welche Zeiten sind Sie tatsächlich unabänderlich gebunden?
  Dieser Frage kommt insbesondere in Fällen der Kinderbetreuung oder häuslichen Pflege eine besondere Bedeutung zu. Denn dann tragen Sie für Menschen Verantwortung, die auf Ihre Hilfe angewiesen sind. Doch auch Kinder oder pflegebedürftige Angehörige können keine durchgehende Aufmerksamkeit von Ihnen erwarten – Ausnahmen sind natürlich diejenigen Fälle, die sofortiges Handeln

erfordern. Entscheiden Sie je nach Situation, ob dies tatsächlich gegeben ist. Sollte das nicht der Fall sein, dann erlauben Sie es sich, auch einmal Ihre eigenen Interessen an die erste Stelle zu setzen, und gönnen Sie sich die Verschnaufpause. Nutzen Sie beispielsweise die Schlafenszeiten von Säuglingen, kleinen Kindern und Pflegebedürftigen, um selbst auch einen Moment auszuruhen.

▶ Wo ist Ihr idealer Pausenplatz/-raum? Sie machen es anderen und sich selbst etwas leichter, wenn Sie a) sich räumlich zurückziehen und b) Ihre Pause vorher ankündigen und um einen Moment der Rücksichtnahme bitten.

Überprüfen Sie Ihre Einstellung zu Verlässlichkeit und Rücksichtnahme auf andere. Alles, was recht ist, aber diese Tugenden dürfen nicht dazu führen, dass Sie sich selbst schaden und Ihre Interessen hintanstellen! Eine Kollegin von mir formulierte einmal: »Wenn die Tankstelle leer ist, kannst du niemandem mehr Kraft geben – auch dir selbst nicht!«

# Wenn die Tankstelle leer ist, kannst du niemandem mehr Kraft geben – auch dir selbst nicht!

Niemand, wirklich niemand darf von Ihnen verlangen, dass Sie durchgehend für andere rotieren und Ihr Bedürfnis nach Erholung und Regeneration vernachlässigen. Wenn Sie schließlich erschöpft am Boden liegen, ist keinem geholfen.

Auch wenn Sie Diskussionen oder gar Konflikte befürchten, ist es um Ihrer selbst willen wichtig, dass Sie für Ihr Bedürfnis nach Erholung einstehen. Wenn Sie zu der Spezies Mensch gehören, die tendenziell sehr fürsorglich ist, und wenn es Ihnen leichtfällt, die eigenen Interessen zurückzunehmen, sind Sie besonders gefährdet, sich für andere aufzuopfern. In diesem Fall ist es wichtig, dass Sie Ihre lobenswerte Fähigkeit, andere Menschen zu

unterstützen, mit der Fähigkeit zur gesunden Abgrenzung ausbalancieren. Andernfalls laufen Sie
Gefahr, auszubrennen.

Eine gute Hilfe, diese Qualitäten zu entwickeln,
kann das sogenannte Wertequadrat sein.

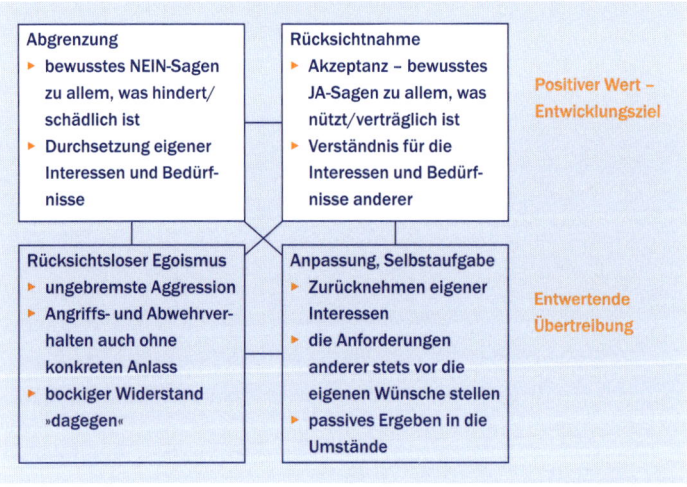

**Abgrenzung**
▸ bewusstes NEIN-Sagen
  zu allem, was hindert/
  schädlich ist
▸ Durchsetzung eigener
  Interessen und Bedürf-
  nisse

**Rücksichtnahme**
▸ Akzeptanz – bewusstes
  JA-Sagen zu allem, was
  nützt/verträglich ist
▸ Verständnis für die
  Interessen und Bedürf-
  nisse anderer

Positiver Wert –
Entwicklungsziel

**Rücksichtsloser Egoismus**
▸ ungebremste Aggression
▸ Angriffs- und Abwehrver-
  halten auch ohne
  konkreten Anlass
▸ bockiger Widerstand
  »dagegen«

**Anpassung, Selbstaufgabe**
▸ Zurücknehmen eigener
  Interessen
▸ die Anforderungen
  anderer stets vor die
  eigenen Wünsche stellen
▸ passives Ergeben in die
  Umstände

Entwertende
Übertreibung

Im unteren Teil sind »Abgrenzung« und »Rücksichtnahme« in ihrer übertriebenen Form beschrieben. Eine konstruktive Wirkung entfalten die bei-

den Qualitäten nur, wenn sie durch ihren jeweiligen Gegenpol ausbalanciert werden. Sie müssen beide Eigenschaften entwickeln. Erst dann können Sie Ihr Verhalten der Situation entsprechend dosieren.

## Wenn Rückzug zur Flucht wird

Der Wunsch nach Ruhe und Rückzug ist eine ganz natürliche Reaktion Ihres Körpers und Ihrer Psyche in Zeiten besonderer Anstrengung. Es gilt die Faustregel: Je länger Sie aktiv sind und je weniger Pausen Sie einlegen, desto dringender wird sich das Erholungsbedürfnis zeigen. Sie tun sich selbst einen Gefallen, diesem Impuls nachzugeben, sobald Sie ihn wahrnehmen. So laden Sie Ihren Akku schnell wieder auf und bleiben leistungsfähig.

Wenn Sie jedoch die Regeneration dauerhaft vermeiden, wird Ihre Energie irgendwann erschöpft sein. Dies kann sich in ganz unterschiedlichen Symptomen äußern. Typische Reaktionen auf körperlicher Ebene sind Schlafstörungen, Kopf- und Rückenschmerzen oder häufige grippale

Infekte. Im Seelischen führt zu wenig Erholung bei andauernder Belastung beispielsweise zu Antriebsschwäche, Lustlosigkeit oder negativen Gedanken bis hin zum Gefühl der Sinnlosigkeit. Häufig geht dies mit dem dringenden Wunsch nach Rückzug von anderen Menschen einher und der Sorge, anstehende Aufgaben nicht (mehr) bewältigen zu können.

Achtung ist dann geboten, wenn aus einem momentanen, tageweisen Stimmungstief ein Dauerzustand wird. Wenn Sie an sich – oder an anderen Ihnen nahestehenden Menschen – eine derartige Entwicklung beobachten, ist sofortiges Handeln wichtig! Sorgen Sie für Unterstützung durch Dritte, um aus dem psychischen Loch schnell wieder herauszufinden. Je frühzeitiger der seelische Zustand erkannt wird, desto wahrscheinlicher ist es, dass Sie erfolgreich gegensteuern und Überlastung abbauen können. Gegebenenfalls sollten Sie einen Arzt zu Rate ziehen, um das Abrutschen in eine Depression oder in ein Burn-out zu vermeiden.

# Hinweise zum Üben

Bisher haben wir uns mit den verschiedenen Aspekten der privaten Zeitgestaltung und einer gesunden Selbststeuerung im Privatleben befasst. Im nun folgenden Praxisteil stelle ich Ihnen eine Auswahl von Übungen vor, mit deren Hilfe Sie sich im häuslichen Umfeld entspannen und neue Energie aufbauen können. Wählen Sie die Übungen nach Ihren persönlichen Neigungen beziehungsweise Bedürfnissen aus. Wenn Sie nachfolgende Hinweise befolgen, werden Sie schnell Erfolgserlebnisse erzielen.

▶ Praktizieren Sie die Politik der kleinen Schritte!
Nehmen Sie sich – vor allem zu Beginn Ihres Pausenprogramms – nicht zu viel vor. Planen Sie kurze Übungszeiten ein und beginnen Sie

mit einer Aktivität, die Ihnen vertraut ist und die Ihnen Spaß macht, umso leichter wird sie Ihnen fallen.

▶ **Machen Sie etwas, das Ihnen nutzt!** Spüren Sie, was Ihr Bedürfnis ist, und wählen Sie dementsprechend die Übung aus. Es wird Zeiten geben, in denen Sie Ruhe suchen, und andere, in denen Sie sich bewegen mögen. Überprüfen Sie die Wirkung der Übung, indem Sie nach der Übung wahrnehmen, welche Veränderungen sich körperlich und oder mental einstellen. Genießen Sie diese Wirkung und machen Sie sich bewusst, dass Sie selbst Einfluss auf Ihr Wohlbefinden nehmen!

▶ **Sprechen Sie unterschiedliche Ebenen an!** Besonders effektiv sind Pausenaktivitäten, die gleichzeitig auf mehreren Ebenen wirken – etwa eine körperliche Bewegung in Kombination mit einer bestimmten Atemtechnik und einem geistigen Fokus. Bei einer solchen Übung lösen Sie auf körperlicher Ebene Anspannungen und richten auf mentaler

Ebene die Aufmerksamkeit ganz auf sich selbst und das aktuelle Geschehen. Es empfiehlt sich, diese Übungen Schritt für Schritt aufzubauen. So stellen Sie sicher, dass Sie nicht nur ein wenig Bewegung in Ihren Körper bringen, sondern gleichzeitig auch etwas gegen den »Kopfstress« tun, der sich bei Tätigkeiten einstellt, die eine hohe Konzentration erfordern, oder an einem mit Aktivitäten vollgepackten Tag entsteht.

▶ **Bleiben Sie am Ball!** Wählen Sie eine Übung aus und wiederholen Sie sie regelmäßig. Für ein gutes Gelingen nutzen Sie die Tipps im Abschnitt »Zeit schaffen«. Je häufiger Sie eine Übung trainieren, desto leichter wird sie Ihnen fallen und desto sensibler werden Sie die Wirkung wahrnehmen.

▶ **Lernen Sie dazu!** Wechseln Sie zu einer neuen, bislang unbekannten Übung, sobald Sie die bisherige verinnerlicht haben. So erweitern Sie Ihr Repertoire für eine aktive Pause und können je nach Bedarf in die Schatzkiste der Entspannungsmöglichkeiten greifen.

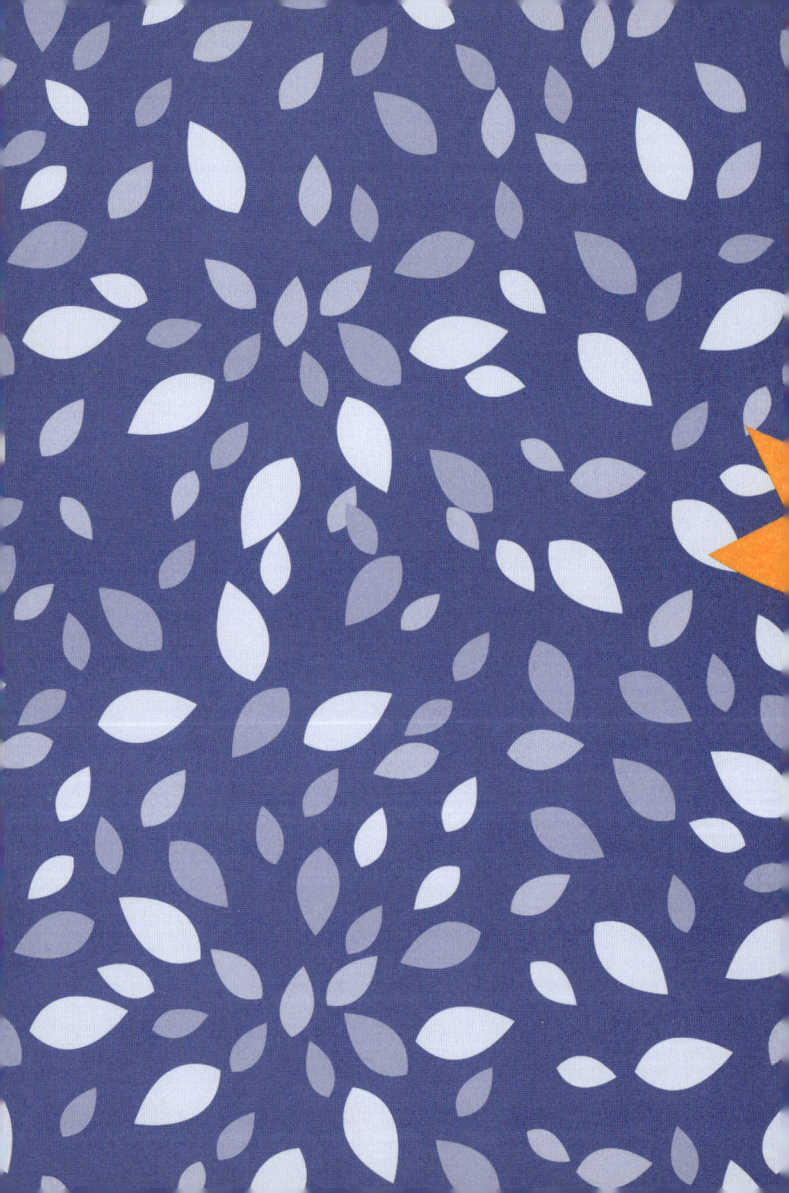

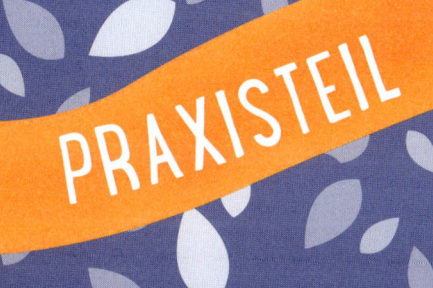

PRAXISTEIL

# Pause von der Familie

## Musikalische Entspannung mit Kindern

Musik ist ein wesentlicher Bestandteil unseres Lebens und nicht daraus wegzudenken. Sie ist allerorts zu hören, sie schallt uns aus dem Headset des Smartphones ebenso entgegen wie aus den Lautsprechern im Kaufhaus oder aus dem Radio. Musik geht direkt ins Ohr: Wir können uns ihrer Wirkung nicht entziehen, auch dann nicht, wenn sie uns missfällt.

Jeder Mensch reagiert auf Musik. Jedoch ist es individuell sehr unterschiedlich, welche Musik einen Menschen mehr oder weniger berührt oder auch bei ihm für gute Laune sorgt.

Die entspannende Wirkung bestimmter Musikstücke kann jeder wahrnehmen, das hängt nicht von Musikalität ab. In fernöstlichen Entspannungsverfahren wie beispielsweise dem Yoga spielt Musik eine wichtige Rolle. Bei den meisten in der westlichen Welt bekannten Yoga-Traditionen sind musikalische Rhythmen und der Gesang von Mantras ein zentraler Bestandteil des Unterrichts. Der Yoga differenziert verschiedenartige Wirkungen, die sich mit Hilfe von Klängen auf Körper und Geist erzielen lassen. Dies hier im Detail auszuführen würde zu weit führen. Daher mag der Hinweis genügen, dass Musik nicht gleich Musik ist und sich sehr unterschiedlich auf Ihr Wohlbefinden auswirken kann.

Aus diesem Grund ist es besonders wichtig, dass Sie die Musik für Ihre Erholung gezielt auswählen. Je nach Rhythmus, Stil und Gesang kann Musik mitreißend oder beruhigend wirken – Sie wissen selbst am besten, welche »Ihre« Musik ist und wann Sie welchen Titel hören mögen. Gleiches gilt, wenn Sie gemeinsam mit anderen Familienmitgliedern Musik lauschen oder mitsingen und tanzen wollen. Machen Sie sich bewusst, dass Sie mit der Musikauswahl Einfluss auf die Stimmung aller Beteiligten nehmen: Wählen Sie einen schwungvollen Titel mit fröhlicher Melodie (am besten einen, der allen wohlbekannt ist), wenn Sie die Laune anheben und auf andere Gedanken kommen möchten. Sind Ihre Kinder aufgedreht und übermütig, ist wohl eine Musik mit eher beruhigender Melodie und besinnlichem Text angebracht.

## Nutzen

Singen macht gute Laune und hebt die Stimmung! Gemeinsames Singen verbindet uns zudem mit anderen Menschen und schafft ein Gemeinschaftsgefühl. Außerdem vertieft Singen die Atmung und verbessert die Sauerstoffversorgung. Das gilt insbesondere dann, wenn Sie sich passend zur Musik noch im Takt bewegen. Auf diese Weise werden Sie und Ihre Kinder schnell wieder frisch und munter. Darüber hinaus hat die vertiefte, volle Atmung eine entspannende Wirkung auf die Brust- und Rückenmuskulatur. Probieren Sie es aus und machen Sie Ihre eigenen Erfahrungen!

## Zeiteinsatz

Singen und tanzen Sie, solange es Ihnen Freude macht und bis Sie sich entspannt haben!

## Empfehlung

Singen und Tanzen wirkt sich in vielfältiger Weise auf das körperliche und geistige Wohlgefühl aus. Wählen Sie diese Art der Entspannung,

- ▶ wenn Sie oder Ihre Kinder sich geärgert haben und schlechter Stimmung sind.
- ▶ wenn jemand aus Ihrer Familie betrübt ist und etwas Aufmunterung braucht.
- ▶ wann immer Sie den Eindruck haben, dass Ihnen beziehungsweise Ihren Kindern etwas Entspannung guttun würde.

Sie benötigen für diese Übung einen MP3-Player oder ein Smartphone, auf dem Sie Ihre Musik gespeichert haben.

# Anleitung

## 1 Körperhaltung

Sie können die Übung im Stehen oder im Sitzen ausführen. Wichtig ist, dass Sie eine aufrechte Haltung einnehmen. Wenn Sie nicht nur singen, sondern auch tanzen möchten, stellen Sie sich natürlich am besten hin. Achten Sie darauf, dass Sie und Ihre Kinder ausreichend Platz um sich herum haben. Alternativ können Sie sich auch auf Stühle oder den Boden setzen. Ich empfehle Ihnen, die bequeme Wohnzimmer-Sitzgarnitur auszulassen, da man dort beim Sitzen leicht mit dem Oberkörper einsinkt.

## 2 Bewusstes Atmen

Bevor Sie mit dem Singen beginnen, heben Sie das Brustbein leicht an und atmen einige Male tief ein und aus. Dadurch aktivieren Sie die Muskeln, die an der Atmung beteiligt sind, und öffnen die Lungen, wodurch Sie ihr komplettes Volumen ausschöpfen können. Während des Singens reguliert sich die Atmung von allein, denn die Töne werden während des Ausatmens erzeugt. Sobald Sie also einen Ton länger halten, verlängert sich auch der Atemfluss. Außerdem atmen Sie in den Singpausen automatisch wieder tief ein und bereiten sich damit auf die nächste Gesangseinlage vor.

### 3 Geistiger Fokus

Konzentrieren Sie sich zunächst ganz auf die Musik, die jeweilige Melodie und den Text. Dann beginnen Sie mitzusingen. Dabei kommt es nicht darauf an, als Meistersinger zu glänzen, sondern ganz einfach auf den Spaß, den Sie und Ihre Kinder haben. Nach einiger Zeit bewegen Sie sich im Takt der Musik. Variieren Sie die Bewegungsmuster und fühlen Sie sich immer freier, zu tanzen. Es gibt keine Vorgaben! Sie können auch gemeinsam mit Ihren Kindern eine kleine Schrittfolge entwickeln, die Sie mehrfach wiederholen. Die gleichzeitige Konzentration auf den Rhythmus der Musik, den Text und den Bewegungsmodus erfordert die ganze Aufmerksamkeit und lässt Sie und Ihre Kinder schnell abschalten.

### 4 Abschließen und Nachspüren

Singen und tanzen Sie so lange, bis Sie und Ihre Kinder sich entspannt haben und guter Stimmung sind. Wenn Sie – oder das Musikstück – schließlich zum Ende kommen, atmen Sie einige Male tief ein und aus. Gönnen Sie sich einen Moment des bewussten Übergangs, um die Wirkung des Singens wahrnehmen zu können. Bleiben Sie noch einige Atemzüge lang so stehen oder sitzen und lassen Sie die Musik im Ohr nachklingen, bevor Sie zum nächsten Musiktitel übergehen. Nehmen Sie die Veränderungen wahr, die sich körperlich oder mental einstellen, und genießen Sie das Wohlgefühl!

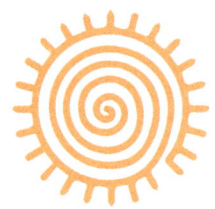

## TIPP

Probieren Sie diese Übung auch zusammen mit einem pflegebedürftigen Angehörigen aus, den Sie gern auf andere Gedanken bringen möchten. Ältere Menschen lieben es, zu singen, vor allem wenn es positiv besetzte Erinnerungen weckt. Je nach körperlicher Konstitution kann tänzerische Bewegung das Singen begleiten, und sei es nur ein Schunkeln mit den Armen und dem Oberkörper. Mit vielen Musikstücken werden Szenen aus der Vergangenheit lebendig. Beginnen Sie mit Musikstücken aus der Jugendzeit der betroffenen Person; fragen Sie sie, was sie gern einmal wieder hören möchte – ich bin sicher, Sie werden im Internet oder auf Musikportalen wie YouTube etwas Passendes finden.

### Stille Entspannung allein für mich

Für diese Übung brauchen Sie ein ruhiges Plätzchen in einem Zimmer, dessen Tür Sie einen Moment hinter sich schließen können. Wenn Sie im Familienverbund leben, teilen Sie den anderen Familienmitgliedern mit, dass Sie sich einige Minuten zurückziehen und ungestört bleiben möchten. Im Zweifel hängen Sie wie im Hotel ein »Bitte nicht stören«-Schild an die Tür ☺.

### Nutzen

Die Übung bringt Ihre Aufmerksamkeit mit wenigen Atemzügen ganz ins Hier und Jetzt. Sie ziehen Ihre Konzentration für einen Moment nach innen und kommen wieder bei sich selbst an. Dies ist besonders wichtig, wenn Sie sich in Ihrem Alltag viel um andere Personen kümmern (müssen).

### Zeiteinsatz

Die beste Wirkung erzielen Sie, wenn Sie diese Übung 7 bis 10 Minuten ausführen. Sie können auch mit 3 Minuten beginnen und die Übungsdauer langsam bis zu 10 Minuten ausweiten.

### Empfehlung

Wählen Sie diese Art der Alltagspause,

- ▶ wenn Sie vom Alltagstrubel genug haben.
- ▶ wenn Ihre Aufmerksamkeit längere Zeit auf andere Personen gerichtet war.

- ▶ wenn Sie sich müde und schlapp fühlen.
- ▶ wenn Sie negative Gedanken und Sorgen beschäftigen.
- ▶ wann immer Sie das Bedürfnis verspüren, sich zu entspannen.

## Anleitung

### 1 Körperhaltung

Setzen Sie sich aufrecht auf einen Stuhl: Rutschen Sie dafür auf das vordere Drittel der Sitzfläche. Rollen Sie einige Male auf den Sitzbeinhöckern vor und zurück und setzen Sie sich schließlich so hin, dass die Sitzbeinhöcker einen guten Kontakt zum Stuhl haben. Stellen Sie die Füße parallel nebeneinander, etwa eineinhalb Fuß breit auseinander auf dem Boden auf.

Alternativ können Sie sich im Schneidersitz auf den Boden setzen. Wichtig ist, dass Sie ohne große Anstrengung mit aufrechter Wirbelsäule sitzen können. Ein Sitzkissen kann helfen, die aufrechte Haltung zu unterstützen. Richten Sie nun den Rücken auf, wandern Sie hierfür gedanklich die Wirbelsäule entlang, unten an der Sitzfläche beginnend Wirbel für Wirbel nach oben bis zum Kopf. Stellen Sie sich vor, dass Sie den Hinterkopf zur Decke hinschieben, und nehmen Sie wahr, wie sich Ihr Nacken nochmals etwas streckt und sich der Kopf aufrichtet.

Winkeln Sie die Arme an und heben Sie die Hände vor dem Körper hoch, bis sie sich etwa auf Brusthöhe befinden. Die Handflächen weisen nach oben. Formen Sie nun mit den Händen eine Schale, wobei die rechte Hand in der linken ruht. Die Ellbogen liegen entspannt am Körper an.

## 2 Bewusstes Atmen

In dieser aufrechten Haltung atmen Sie einmal bewusst ein und aus. Danach atmen Sie lang und tief weiter: durch die Nase ein und durch den zu einem O geformten Mund in einem gebündelten Luftstrom aus. Bleiben Sie aufmerksam bei Ihrer Atmung und nehmen Sie wahr, wie der Atem über die Hände streicht.

### 3 Geistiger Fokus

Ihre Augen sind leicht geöffnet und auf die Handflächen gerichtet. Erlauben Sie sich, mit jedem Ein- und Ausatmen alle negativen Gedanken oder unangenehmen Gefühle, die Ihnen in den Sinn kommen oder Sie ständig ablenken, wahrzunehmen. Atmen Sie jeden Gedanken und jedes Gefühl mit dem Atem ein und aus.

### 4 Abschließen und nachspüren

Zum Abschluss atmen Sie einmal bewusst tief ein und aus. Halten Sie Ihren Atem dann einen Moment an, ziehen Sie dabei die Muskeln rund um Ihren Nabel ein und richten Sie Ihren Rücken bewusst auf. Spannen Sie alle Muskeln rund um die Wirbelsäule fest an. Atmen Sie dann wieder kraftvoll ein und aus, und wiederholen Sie die Anspannung des Rückens. Wiederholen Sie dies noch einmal.

Zum Abschluss gönnen Sie sich einen Moment des bewussten Übergangs. Bleiben Sie noch einige Atemzüge lang so sitzen und lassen Sie die Übung nachwirken. Nehmen Sie die Veränderungen wahr,

die sich körperlich oder mental einstellen, und genießen Sie das Wohlgefühl!

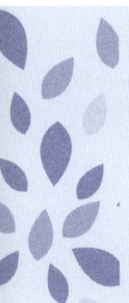

## TIPP

Praktizieren Sie diese Form der Alltagspause, wenn
Sie dazu neigen, die Dinge des Lebens eher negativ
zu betrachten. Die Konzentration auf belastende
Gedanken in Kombination mit dem geführten Atem
unterstützt Sie dabei, aus dem mentalen Kreislauf
auszusteigen und das Leben wieder in einem helleren
Licht zu sehen.

# Pause von der Pflege

## Gutes für den Rücken: drei Übungen für die Wirbelsäule

Wer einen Familienangehörigen zu Hause pflegt, vollbringt häufig einen Kraftakt – sowohl auf körperlicher wie auch auf geistiger Ebene. Mit der Pflege gehen häufig physische Anstrengungen einher, beispielsweise muss die zu pflegende Person gehoben werden. Hinzu kommen die seelischen Belastungen, wenn man einen nahestehenden Menschen begleitet, der krank ist oder sogar im Sterben liegt und möglicherweise auch psychisch in schlechter Verfassung ist. Die Abhängigkeit des Pflegebedürftigen erfordert es zudem, immer wieder die eigenen Bedürfnisse hintanzustellen. Wer die Pflege dauerhaft leisten möchte, ohne dabei auszubrennen, ist daher gut beraten, in den Alltag immer wieder kurze Phasen der Regeneration einzubauen.

Viele Pflegende entwickeln im Laufe der Zeit Rückenbeschwerden. Bewegung ist die einzige Möglichkeit, diesen gezielt entgegenzuwirken. Zudem ist bekannt, dass Rückenschmerzen häufig psychosomatische Ursachen haben. Aus diesem Grunde finden Sie in diesem Abschnitt zunächst eine Serie mit drei Übungen für Ihre Rückengesundheit und im Anschluss daran eine Übung, die Ihnen tiefe Entspannung schenkt.

Die nachfolgenden drei Übungen bewegen die Wirbelsäule in verschiedenen Richtungen und sprechen unterschiedliche Bereiche des Rückens an: Das Vor- und Zurückbiegen der Wirbelsäule löst Spannungen im gesamten Rücken, die diagonale Dehnung öffnet den Brustkorb und bringt Bewegung in die Lendenwirbelsäule, und die Kopfbewegung entlastet die Nackenmuskultur. Es empfiehlt sich, alle drei Übungen hintereinander zu machen.

## Nutzen

Die Bewegungen erhalten die Geschmeidigkeit der Wirbelgelenke und fördern die Durchblutung der Muskulatur. Verspannungen können sich lösen, und die Rückenmuskeln werden gestärkt. Zudem unterstützen die Übungen die Atmung und bauen Stress ab.

## Zeiteinsatz

Veranschlagen Sie pro Übung einen Zeiteinsatz von 1 bis 3 Minuten. Hinzu kommen kurze Pausen zwischen den Übungen zum Nachspüren. Insgesamt kommen Sie auf eine Dauer von rund 5 bis 10 Minuten für alle drei Übungen.

## Empfehlung

Praktizieren Sie die Übungsserie für den Rücken,

- ▶ wenn Ihr Rücken schmerzt.
- ▶ wenn Ihre Schulter- und Nackenmuskulatur verspannt ist.
- ▶ wenn Sie inneren Druck verspüren.
- ▶ wann immer Sie das Bedürfnis verspüren, sich etwas Luft zu verschaffen.

# Anleitung

## ÜBUNG 1 – KUH UND KATZE

### 1 Körperhaltung

Legen Sie eine Decke oder eine Matte auf den Boden und kommen Sie in den Vierfüßlerstand. Die Hände befinden sich unter den Schultern, die Knie unter den Hüften. Der Rücken ist gerade, der Kopf befindet sich in Verlängerung der Wirbelsäule, und der Blick geht zum Boden.

### 2 Bewusstes Atmen und Bewegung

In dieser Ausgangsposition, die »Kuh« genannt wird, atmen Sie ein. Dann atmen Sie aus, senken den Kopf, ziehen das Kinn zur Brust und machen einen Rundrücken. Das ist die »Katze«. Mit dem nächsten Einatmen kehren Sie in die Ausgangsposition zurück. Wiederholen Sie diese Bewegungen mehrmals, insgesamt etwa 1 bis 2 Minuten lang.

## ÜBUNG 2 – KATZENSTRECKUNG

**1** **Körperhaltung**

Legen Sie sich auf den Rücken. Winkeln Sie die Knie an und setzen Sie Ihre Füße nebeneinander auf, so nah wie möglich am Gesäß. Die Beine bleiben während der Übung geschlossen. Legen Sie die Arme seitlich vom Körper am Boden ab.

**2** **Bewusstes Atmen und Bewegung**

Mit dem Ausatmen kippen Sie die Knie nach links, mit dem Einatmen bringen Sie die Beine zurück zur Mitte. Mit dem nächsten Ausatmen kippen Sie die Beine nach rechts, mit dem Einatmen bringen Sie die Beine wieder zur Mitte zurück. Wiederholen Sie diese Bewegung mehrmals und drehen Sie den Kopf jeweils in die entgegengesetzte Richtung, so dass im Oberkörper eine diagonale Dehnung spürbar wird. Machen Sie diese Übung 1 bis 3 Minuten lang.

## ÜBUNG 3 – KOPFNEIGUNG

**1 Körperhaltung**

Setzen Sie sich nun auf den Boden, gegebenenfalls auf ein Sitzkissen, oder auf einen Stuhl. Nehmen Sie eine aufrechte Sitzhaltung ein, halten Sie auch den Kopf aufrecht. Während der Übung bleibt das Kinn immer in der gleichen Position. Lassen Sie die Schulter- und Halsmuskulatur die ganze Zeit über entspannt.

**2 Bewusstes Atmen und Bewegung**

Lassen Sie nun langsam mit dem Einatmen das linke Ohr zur linken Schulter sinken und verweilen Sie einen Moment in der Dehnung. Kommen Sie dann mit dem Ausatmen mit dem Kopf zurück zur Mitte und lassen Sie ihn zur rechten Schulter sinken. Spüren Sie wieder einen Moment die Dehnung im Nacken, bevor Sie mit dem Einatmen erneut die Seite wechseln. Führen Sie die Bewegung sehr achtsam und in einem langsamen Rhythmus aus, ganz im Takt mit Ihrem entspannten Atem.

### 3 Geistiger Fokus

Konzentrieren Sie sich bei allen drei Übungen zunächst auf das Zusammenspiel von Bewegung und Atmung. Wenn Sie ein gutes Gefühl für den Übungsablauf verinnerlicht haben, fahren Sie mit der Übung fort, schließen Sie nun aber die Augen und richten Ihren inneren Blick auf die Stirn. Dieser Konzentrationspunkt gibt Ihnen Gleichgewicht und Stabilität.

### 4 Abschließen und nachspüren

Zum Abschluss jeder Übung atmen Sie bewusst tief ein und kommen Sie in die Ausgangsposition zurück. Halten Sie den Atem einen Augenblick an, danach lösen Sie die Haltung mit dem Ausatmen auf. Lassen Sie nun Ihren Atem weiterfließen. Gönnen Sie sich nach jeder Übung einen Moment des bewussten Übergangs. Bleiben Sie noch einige Atemzüge lang so sitzen (oder liegen) und lassen Sie die Übung nachwirken. Nehmen Sie die Veränderungen wahr, die sich körperlich oder mental einstellen, und genießen Sie die wohltuende Wirkung der jeweiligen Übung!

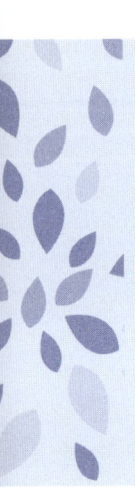

## TIPP

Manchmal reagiert der Organismus mit Schwindel darauf, wenn durch intensive Bewegung und Atmung der Sauerstoffumsatz im Blutkreislauf angeregt wird. Für den Fall, dass Ihnen einmal während des Übens schwindelig werden sollte, unterbrechen Sie die Übung und öffnen Sie die Augen. Kommen Sie in eine aufrechte Sitzposition und fokussieren Sie Ihren Blick, zum Beispiel auf einen Punkt an der gegenüberliegenden Wand, bis der Schwindel nachgelassen hat. Ein Glas Wasser hilft zusätzlich, den Schwindel schnell wieder zu vertreiben.

## Abschalten: die tiefe Entspannung

Eine bekannte Empfehlung in der Tradition des Kundalini-Yoga lautet: Zweimal am Tag 11 Minuten entspannen! Dies wird insbesondere Frauen ans Herz gelegt, die den ganzen Tag aktiv sind und/ oder sich um andere kümmern. Während im beruflichen Umfeld Arbeitspausen vorgesehen und sogar gesetzlich geregelt sind, bleibt die Dauerbelastung durch Haushalt und Familienleben weitgehend unbemerkt und wird sogar noch für selbstverständlich gehalten. Um ihre Anforderungen bewältigen zu können, ist es auch für Haushaltsarbeiter und Familienmanager wichtig, zwischendurch Pausen einzulegen und zur Ruhe zu kommen. Diese Übung ist wunderbar dafür geeignet.

Sie entstammt dem Yoga Nidra – einer Methode der Tiefenentspannung, die bei wachem und klarem Bewusstsein geübt wird, und daher etwas völlig anderes ist, als ein Nickerchen zu halten.

### Nutzen

Nach der tiefen Entspannung werden Sie sich erfrischt und wach fühlen, denn während der Übung kommen Körper und Geist vollkommen zur Ruhe, so dass sich Spannungen und Blockaden auf allen Ebenen lösen können. Außerdem lernen Sie, Ihre Gedanken und die Kontrolle über den Körper kurzzeitig loszulassen, bevor Sie anschließend wieder zu Ihrem aktiven Alltag zurückkehren.

## Zeiteinsatz

Entspannen Sie zwischen 10 bis 20 Minuten. Sparen Sie auf keinen Fall an Entspannungszeit, selbst wenn Sie viel zu erledigen haben! Körper und Geist danken Ihnen den Moment der Ruhe mit frischer Tatkraft, so dass Sie den Arbeitsberg anschließend umso leichter bewältigen können.

## Empfehlung

Wählen Sie diese Art der Pausengestaltung,

- ▶ wenn Sie einen Tag voller kräftezehrender Aktivitäten zu bewältigen haben.
- ▶ wenn Sie innerlich unter Druck stehen.
- ▶ wenn Sie sich matt und erschöpft fühlen.
- ▶ wenn es Ihnen schwerfällt, sich zu konzentrieren.
- ▶ wenn die Muskulatur im Rücken und/oder im Schulter- und Nackenbereich verspannt ist.
- ▶ wenn Sie unter Schlafstörungen leiden.

# Anleitung

**1 Körperhaltung**

Legen Sie eine Decke oder eine Matte auf den Boden. Eine vorteilhafte Entspannungshaltung ist die Rückenlage, mit den Beinen und den Armen in der folgenden Position: Die Füße liegen nebeneinander, die Fersen berühren sich, und die Zehen fallen zur Seite. Die Arme liegen etwa 20 cm neben dem Körper, die Handflächen zeigen nach oben.

Sie können sich auch anders hinlegen. Wichtig ist jedoch, dass die Haltung es Ihnen ermöglicht, ohne Anstrengung zu atmen sowie Spannungen loszulassen. Sofern die Rückenlage nicht für Sie in Frage kommt, nehmen Sie die Seitenlage ein.

Achten Sie darauf, nicht auszukühlen, und decken Sie sich gegebenenfalls mit einer Wolldecke zu.

Anders als beim nächtlichen Schlaf kommt es bei dieser kurzen Entspannung darauf an, dass Sie bequem und gleichzeitig mit wachem Bewusstsein ruhen. Aus diesem Grunde sollten Sie die Entspannung keinesfalls auf einem weichen Untergrund wie dem Sofa oder dem Bett durchführen.

## 2 Bewusstes Atmen

Lassen Sie Ihren Atem entspannt ein und aus fließen.

## 3 Geistiger Fokus

Schließen Sie die Augen. Richten Sie Ihre Aufmerksamkeit auf den Körper und nehmen Sie wahr, wo
Sie Kontakt zum Boden spüren.

Beginnen Sie unten an den Fersen und wandern
Sie dann langsam durch den Körper, bis Sie am
Kopf angekommen sind. Empfinden Sie während
dieser Reise durch den Körper dessen Schwerkraft
und entspannen Sie dabei bewusst sämtliche
Muskeln.

## 4 Abschließen und nachspüren

Am Ende der Entspannung kehren Sie mit den folgenden Aufwachübungen ins Hier und Jetzt zurück:

Nehmen Sie zunächst einen tiefen Atemzug, um
Ihren Kreislauf anzuregen.

Strecken und räkeln Sie sich. Nehmen Sie die
Arme hierfür über den Kopf hinaus und machen

Sie sich ganz lang. Dadurch wird das Nervensystem aktiviert.

Machen Sie die Katzenstreckung: Strecken Sie den rechten Arm über den Kopf nach hinten und legen Sie ihn auf den Boden. Winkeln Sie nun das rechte Bein an und kippen Sie es zur linken Seite über das ausgestreckte linke Bein. Lassen Sie dabei die Schultern am Boden und spüren Sie die diagonale Dehnung. Wechseln Sie die Seite. Diese Übung richtet die Wirbelsäule aus.

Ziehen Sie die Knie zur Brust und reiben Sie Hand- und Fußflächen fest aneinander. Hierdurch wird der Kreislauf aktiviert, und Sie werden wieder richtig wach.

Umgreifen Sie die Unterschenkel und rollen Sie Sie mehrmals auf der Wirbelsäule vor und zurück, um die Energie im Körper zu verteilen und die Wirbelsäule zu massieren. Kommen Sie dann mit Schwung nach oben zum Sitzen.

Zum Abschluss gönnen Sie sich einen Moment des bewussten Übergangs. Bleiben Sie noch einige Atemzüge lang sitzen und lassen Sie die Entspannung nachwirken. Nehmen Sie die Veränderungen wahr, die sich körperlich oder mental einstellen, und genießen Sie die wohltuende Wirkung der Übung.

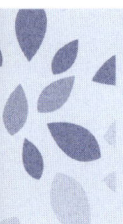

## TIPP

Wenn Sie sich intensiver mit dem Yoga Nidra, der yogischen Form der Tiefenentspannung, beschäftigen möchten, finden Sie im Buchhandel und auf Internetplattformen Hörbücher und Podcasts mit detaillierten Anleitungen.

# Arbeiten im Homeoffice

### Der Katzen-Effekt: die entspannte Seele

Es gibt wohl kaum etwas Entspannenderes, als eine dösende Katze zu beobachten. Das friedlich schlafende Tier vermittelt den Eindruck, als ob es vollkommen in sich selbst ruht. Die nachfolgende Pausenübung hat einen ähnlichen Effekt: Während Sie die Übung ausführen, konzentrieren Sie sich völlig auf den Moment und ziehen Ihre Aufmerksamkeit in Ihr Inneres zurück.

### Nutzen

Sie erfahren eine tiefe mentale Entspannung. Wenn Sie die Übung regelmäßig praktizieren, trainieren Sie Ihr Konzentrationsvermögen und Ihre Merkfähigkeit.

## Zeiteinsatz

Üben Sie mindestens 3 Minuten. Sie können die Übungsdauer auch bis zu 10 Minuten ausdehnen.

## Empfehlung

Wählen Sie diese Art der Entspannung,

- ▶ bevor Sie eine Aufgabe beginnen, bei der Sie sich gut konzentrieren müssen.
- ▶ wenn Sie geistig und körperlich angespannt sind.
- ▶ wenn Sie vergeblich nach einer Problemlösung suchen.
- ▶ wenn Sie aus dem alltäglichen Gedankenkarussell aussteigen möchten.
- ▶ wenn um Sie herum das Chaos tobt und Sie den Wunsch nach innerem Frieden verspüren.
- ▶ wenn Sie abends vor dem Zubettgehen abschalten wollen, um gut einschlafen zu können.

# Anleitung

### 1 Körperhaltung

Setzen Sie sich entweder auf den Boden oder auf einen Stuhl. Wenn Sie auf dem Boden sitzen möchten, kann ein Sitzkissen hilfreich sein. Nehmen Sie eine aufrechte Sitzhaltung ein, halten Sie auch den Kopf aufrecht. Lassen Sie die Schulter- und Halsmuskulatur die ganze Zeit über entspannt.

Winkeln Sie die Arme an und heben Sie die Hände vor dem Körper hoch, bis sie sich etwa auf Brusthöhe befinden. Die Handflächen weisen nach oben. Kreuzen Sie nun die Handgelenke übereinander, wobei das rechte Handgelenk über dem linken liegt.

### 2 Bewegung

Beginnen Sie damit, die Fingerspitze von Daumen und Zeigefinger aneinanderzudrücken. Üben Sie dabei einen spürbaren Druck aus und lösen Sie dann wieder die Finger voneinander. Als Nächstes drücken Sie nun nacheinander die Spitzen von Daumen und Mittelfinger, von Daumen und Ringfinger und schließlich von Daumen und kleinem Finger aneinander.

Die Fingerbewegungen werden stets gleichzeitig an beiden Händen ausgeführt.

### 3 Geistiger Fokus

Schließen Sie Ihre Augen und schauen Sie mit dem inneren Blick in Richtung Stirn. Richten Sie Ihre Aufmerksamkeit nun zunächst auf die Fingerbewegungen. Um der Übung einen Rhythmus zu geben und Ihren Geist zu fokussieren, sprechen Sie hörbar das Mantra SA TA NA MA. Dieses Mantra beschreibt den Kreislauf des Lebens wie beispielsweise die natürliche Wiederkehr der Jahreszeiten oder den Tag-Nacht-Rhythmus.

Während Sie den Daumen mit dem Zeigefinger zusammenbringen, sprechen Sie die Wortsilbe SA, beim Mittelfinger die Wortsilbe TA, beim Ringfinger NA und beim kleinen Finger MA. Bei jeder Wiederholung der Fingerbewegung wiederholen Sie auch das Mantra.

#### 4 Abschließen und nachspüren

Zum Abschluss atmen Sie einige Male tief ein und aus. Gönnen Sie sich einen Moment des bewussten Übergangs. Bleiben Sie noch einige Atemzüge lang sitzen und spüren Sie der Übung nach. Nehmen Sie die Veränderungen wahr und genießen Sie das Wohlgefühl!

---

**TIPP**

Auf CD oder im Internet gibt es ein großes Angebot an Mantra-Musik, die Sie zwischendurch zur Entspannung hören können. Wählen Sie ganz nach Ihrem eigenen Geschmack die Musik aus, die Ihnen am besten gefällt.

## Energybooster: drei Übungen zum Wachwerden

Diese dreiteilige Serie von Atemübungen ist in der Tradition des Kundalini-Yoga sehr beliebt, denn sie hebt in kurzer Zeit das Energielevel an. Praktizieren Sie diese Sequenz, wann immer Sie Höchstleistungen zu vollbringen haben!

## Nutzen

Die intensive Atmung regt die Sauerstoffversorgung des Blutes und das Herz-Kreislauf-System an. Die Armbewegungen lösen Spannungen im Oberkörper und in den Schultern. Nach der Übung werden Sie sich erfrischt fühlen und bereit zu neuen Taten sein.

## Zeiteinsatz

Die einzelnen Übungen werden jeweils 1 bis 3 Minuten praktiziert, insgesamt also 4 bis 10 Minuten inklusive kurzer Pausen zwischen den Übungen.

## Empfehlung

Praktizieren Sie diese Pausenübung,

- ▶ wenn Sie müde und angespannt sind.
- ▶ wenn Sie negative Gedanken plagen und Sie etwas Aufmunterung brauchen.
- ▶ wenn Ihre Atmung schwergängig ist.
- ▶ bevor Sie eine Aufgabe beginnen, bei der Sie sich gut konzentrieren müssen.

# Anleitung

## ÜBUNG 1 – ZITRONENPRESSE

### 1 Körperhaltung

Setzen Sie sich auf den Boden – gegebenenfalls auf ein Sitzkissen – oder auf einen Stuhl ohne Armlehnen. Nehmen Sie eine aufrechte Sitzhaltung ein, halten Sie auch den Kopf aufrecht. Lassen Sie die Schulter- und Halsmuskulatur während der ganzen Übung entspannt.

Winkeln Sie die Oberarme an und heben Sie die Hände vor dem Körper hoch, so dass die Unterarme senkrecht nach oben zeigen. Halten Sie die Hände mit gespreizten Fingern auf Höhe der Schultern, die Handflächen zeigen nach vorn.

### 2 Bewusstes Atmen und Bewegung

Drehen Sie die Handgelenke nun nach innen – die abgespreizten Daumen führen die Bewegung an –, bis die Handflächen zum Körper zeigen. Klappen Sie die anderen Finger ein, so als wenn Sie eine Zitrone damit auspressen möchten. Öffnen Sie die

Hände wieder, während Sie sie in die Ausgangsposition zurückbringen. Wiederholen Sie diese Bewegung dynamisch und so schnell es Ihnen möglich ist.

Formen Sie mit den Lippen ein O und atmen Sie im
Takt der Bewegung durch den offenen »O-Mund«
für 1 bis 3 Minuten kräftig ein und aus.

### 3 Abschließen und nachspüren

Zum Abschluss atmen Sie ein und halten den Atem
einige Sekunden lang an. Machen Sie Fäuste und
spannen Sie alle Muskeln an, dann atmen Sie aus.
Wiederholen Sie dies zweimal. Bleiben Sie anschließend noch einige Atemzüge lang sitzen und
lassen Sie die Übung nachwirken, bevor Sie zur
nächsten Übung weitergehen.

### ÜBUNG 2 – DEN WEG FREI MACHEN

### 1 Körperhaltung

Bleiben Sie sitzen, bei Bedarf schütteln Sie Arme
und Beine etwas aus. Nehmen Sie dann wieder
eine aufrechte Sitzhaltung ein, halten Sie auch den

Kopf aufrecht. Lassen Sie die Schulter- und Halsmuskulatur während der Übung entspannt. Winkeln Sie die Oberarme an und heben Sie die Hände vor dem Körper hoch, so dass die Unterarme senkrecht nach oben zeigen. Halten Sie die Hände auf Höhe der Schultern, die Handflächen zeigen nach vorn.

### 2 Bewusstes Atmen und Bewegung

Beginnen Sie, die Arme und Hände abwechselnd nach vorn zu drücken, so als wenn Sie etwas von sich wegschieben möchten. Stellen Sie sich vor, dass Sie gegen einen Widerstand andrücken. Halten Sie die Finger leicht geöffnet, lassen Sie die Bewegung von den Handballen anführen. Wiederholen Sie diese Bewegung dynamisch und so schnell es Ihnen möglich ist. Atmen Sie im Takt der Bewegung durch den offenen O-Mund für 1 bis 3 Minuten kräftig ein und aus.

### 3 Abschließen und nachspüren

Zum Abschluss atmen Sie ein, lassen Sie einen Arm nach vorn ausgestreckt und halten Sie den

Atem einige Sekunden lang an. Atmen Sie aus und wieder ein, wechseln Sie den Arm und halten nun wieder den Atem einige Sekunden lang an. Senken Sie die Arme und bleiben Sie anschließend noch mehrere Atemzüge lang sitzen. Lassen Sie die Übung nachwirken, bevor Sie zur nächsten Übung weitergehen.

## ÜBUNG 3 – KRAFT SCHÖPFEN

### 1 Körperhaltung

Bleiben Sie sitzen, bei Bedarf schütteln Sie Arme und Beine nochmals etwas aus. Nehmen Sie dann wieder eine aufrechte Sitzhaltung ein, halten Sie auch den Kopf aufrecht. Lassen Sie die Schulter- und Halsmuskulatur während der ganzen Übung entspannt. Heben Sie die Arme mit leicht ange-winkelten Ellbogen etwas zur Seite an, halten Sie die Hände leicht wie zur Schale geformt.

### 2 Bewusstes Atmen und Bewegung

Bewegen Sie die Arme aus den Schultern heraus in großen Kreisen rückwärts. Beginnen Sie langsam und beschleunigen Sie dann, bis die Bewegung dynamisch ist. Atmen Sie im Takt der Bewegung durch den offenen O-Mund für 1 bis 3 Minuten kräftig ein und aus.

### 3 Abschließen und nachspüren

Zum Abschluss atmen Sie ein und halten den Atem einige Sekunden lang an. Machen Sie Fäuste und spannen Sie alle Muskeln an. Dann atmen Sie aus. Wiederholen Sie dies zweimal. Bleiben Sie anschließend noch einige Atemzüge lang sitzen und lassen Sie die Übung nachwirken.

### 4 Geistiger Fokus bei allen drei Übungen

Während der Übungen konzentrieren Sie sich ganz auf die Kombination der Bewegung mit der intensiven Atmung. Atmen Sie gleichmäßig und führen Sie die Bewegung ebenso fließend aus.

### 5 Abschließen und nachspüren am Ende der Übungsreihe

Nachdem Sie die drei Übungen ausgeführt haben, gönnen Sie sich einen Moment des bewussten

Übergangs. Spüren Sie der Übung nach und nehmen Sie die Veränderungen wahr, die sich körperlich oder mental einstellen. Genießen Sie das Wohlgefühl!

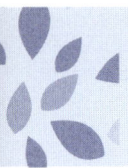

## TIPP

Praktizieren Sie diese Übung für einige Zeit regelmäßig jeden Tag, um Ihren Akku nachhaltig wieder aufzuladen.

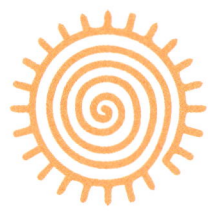

# Allein zu Hause – Feierabend!

### Ankommen: der Feierabend-Tanz

Diese Übung empfehle ich meinen Klienten gern, wenn sie über erhöhte Stressbelastung klagen und den inneren Druck in kurzer Zeit abschütteln wollen.

### Nutzen

Tanzen hat vielerlei Wirkungen auf Körper und Geist: Je nach Intensität der Bewegung wird der Kreislauf angeregt, und die Atmung vertieft sich. Die verbesserte Durchblutung führt dazu, dass sich Muskelverspannungen lösen und sich auf mentaler Ebene Lockerheit einstellt.

## Zeiteinsatz

Um die gewünschte Wirkung zu erzielen, sollten Sie mindestens 5 Minuten tanzen.

## Empfehlung

Wählen Sie diese Art der Entspannung,

- ▶ wenn Sie unter erhöhter Stressbelastung leiden.
- ▶ wenn Sie körperlich und mental sehr angespannt sind.
- ▶ wenn Sie betrübt sind und etwas Aufmunterung brauchen.
- ▶ wenn Sie lange gesessen haben.

## Anleitung

### 1 Körperhaltung

Kommen Sie zum Stehen und nehmen Sie eine aufrechte Haltung ein. Achten Sie darauf, dass Sie ausreichend Platz um sich herum haben.

## 2 Bewegung

Bewegen Sie sich ganz frei und ungezwungen zur Musik. Achten Sie darauf, auf eine Art zu tanzen, die Ihnen angenehm ist und die möglichst alle Körperteile in Bewegung bringt.

## 3 Bewusstes Atmen

Die Atmung folgt der Bewegung und stellt sich automatisch ein.

## 4 Geistiger Fokus

Bevor Sie die Musik anstellen, bleiben Sie einen Moment stehen und nutzen die nächsten Atemzüge, um Ihren Körper zu spüren und Ihre Stimmung wahrzunehmen. Während des Tanzens halten Sie die Aufmerksamkeit auf sich selbst bezogen. Geben Sie sich ganz der Bewegung zum Rhythmus der Musik hin.

## 5 Abschließen und nachspüren

Tanzen Sie so lange, wie Sie wollen. Machen Sie zum Schluss langsamere Bewegungen, bis Sie schließlich zum Stehen kommen. Gönnen Sie sich einen Moment des bewussten Übergangs. Bleiben Sie noch einige Atemzüge lang so stehen und lassen Sie die Übung nachwirken. Nehmen Sie die Veränderungen wahr, die sich körperlich oder mental einstellen, und genießen Sie das Wohlgefühl!

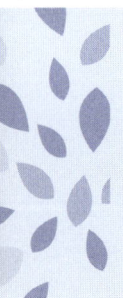

## TIPP

Suchen Sie die Musik für den Feierabend-Tanz sorgfältig aus. Möchten Sie Spannungen loswerden? Dann wählen Sie wilde Trommelmusik oder eine andere Musik, zu der Sie sich richtig austoben können. Sollte es Ihnen einmal nicht so gutgehen, hellt ein fröhlicher Tanz zu Ihrer ganz persönlichen Gute-Laune-Musik Ihre Stimmung schnell wieder auf.

## Alleinsein als Kraftquelle: Meditation für Wohlgefühl und Zufriedenheit

Wenn Sie den ganzen Tag in der Familie und im Haushalt herumwirbeln oder sich im Job auf die Anforderungen anderer Menschen einstellen müssen, werden Sie dankbar für einen Moment des In-

nehaltens sein. Ziehen Sie sich für die nachfolgende Meditation zurück, um wieder zur Besinnung
zu kommen.

### Nutzen

Das Zusammenspiel der entspannten Atemführung
mit einer speziellen Fingerhaltung versetzt Sie
schon nach einigen Minuten in einen ausgeglichenen und friedlichen Zustand.

### Zeiteinsatz

Üben Sie zwischen 3 bis 10 Minuten.

### Empfehlung

Wählen Sie diese Art der Entspannung,

▶ wenn um Sie herum das Chaos tobt und Sie
   den Wunsch nach innerem Frieden verspüren.
▶ wenn Sie am Ende eines anstrengenden
   Arbeitstages zur Ruhe kommen möchten.
▶ wenn Sie abends vor dem Zubettgehen abschalten wollen, um dann gut einschlafen
   zu können.

# Anleitung

## 1 Körperhaltung

Nehmen Sie eine aufrechte Sitzhaltung ein, halten Sie auch den Kopf aufrecht. Lassen Sie die Schulter- und Halsmuskulatur während der ganzen Übung entspannt.

Heben Sie die Hände etwa bis auf Brusthöhe an. Die Oberarme liegen am Körper. Halten Sie die Hände entspannt, die Handflächen zeigen nach unten. Die Fingerhaltung ist für Frauen und Männer unterschiedlich:

Männer legen die Fingerspitzen von Daumen und Mittelfinger der rechten Hand aneinander, während sich an der linken Hand die Fingerspitzen von Daumen und kleinem Finger berühren.

Frauen halten die Finger umgekehrt: an der rechten Hand berühren sich Daumen und kleiner Finger, an der linken Hand Daumen und Mittelfinger.

## 2 Bewusstes Atmen

Lassen Sie den Atem entspannt ein und aus fließen.

### 3 Geistiger Fokus

Schließen Sie die Augen und beobachten Sie den Strom Ihrer Gedanken, ohne an einem Gedanken festzuhalten – lassen Sie ihn weiterziehen. Wiederholen Sie dies so lange, bis Ihr Geist immer ruhiger wird.

### 4 Abschließen und nachspüren

Zum Abschluss atmen Sie mehrmals tief ein und aus. Gönnen Sie sich einen Moment des bewussten Übergangs und spüren Sie einige Atemzüge lang der Übung nach. Nehmen Sie die Veränderungen wahr, die sich körperlich oder mental einstellen, und genießen Sie das Wohlgefühl!

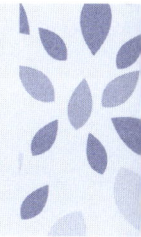

## TIPP

Diese Meditation entfaltet schon nach kurzer Zeit ihre Wirkung. Wenn Sie den ausgeglichenen und friedvollen Zustand kultivieren und in Ihr Leben integrieren möchten, üben Sie die Meditation über einen längeren Zeitraum täglich.

# Nur noch zu Hause – k(l)eine Fluchten

## Das Energielevel anheben: Atemübung

Diese Atemtechnik wird im Yoga angewendet, um sich mit Lebensenergie anzureichern. Es ist die perfekte Übung, wenn Sie über einen längeren Zeitraum auslaugenden Belastungen ausgesetzt waren.

### Nutzen
Durch die spezielle Art der Atmung wird die Atemhilfsmuskulatur trainiert. Im Übungsverlauf werden Sie das komplette Lungenvolumen ausschöpfen und immer tiefer atmen können. Dadurch erhöht sich der Sauerstoffanteil im Blut, Sie werden sich frischer und wacher fühlen.

## Zeiteinsatz

Praktizieren Sie die Übung 3 bis 10 Minuten.

## Empfehlung

Wählen Sie diese Atemübung,

- ▶ wenn Sie sich müde und schlapp fühlen.
- ▶ wenn Sie längere Zeit angestrengt gearbeitet haben.
- ▶ wenn Sie niedergeschlagen sind.
- ▶ wenn Sie negative Gedanken plagen und Sie etwas Aufmunterung brauchen.

## Anleitung

### 1 Körperhaltung

Setzen Sie sich auf den Boden – gegebenenfalls auf ein Sitzkissen – oder auf einen Stuhl ohne Armlehnen. Nehmen Sie eine aufrechte Sitzhaltung ein, halten Sie auch den Kopf aufrecht. Lassen Sie die Schulter- und Halsmuskulatur während der ganzen Übung entspannt.

Legen Sie Hände entspannt auf den Beinen ab, die Handflächen weisen nach oben. Bringen Sie die

Fingerspitzen von Daumen und Zeigefinger zusammen.

## 2 Bewusstes Atmen

Atmen Sie in vier gleichen Teilen durch die Nase ein, jeder Teil ist ein kurzes, schnüffelndes Einatmen, das die Nasenflügel leicht zusammenfallen lässt. Dann atmen Sie in einem Stoß aus.

## 3 Geistiger Fokus

Halten Sie die Augen geschlossen und richten Sie Ihre Aufmerksamkeit auf das Gleiten des Atemstroms. Versuchen Sie die Abschnitte des unterteilten Atems gleichmäßig lang zu halten.

## 4 Abschließen und nachspüren

Zum Abschluss atmen Sie mehrere Male tief ein und aus. Gönnen Sie sich einen Moment des bewussten Übergangs. Bleiben Sie noch einige Atemzüge lang so sitzen und spüren Sie der Übung nach. Nehmen Sie die Veränderungen wahr, die sich körperlich und mental einstellen, und genießen Sie das Wohlgefühl!

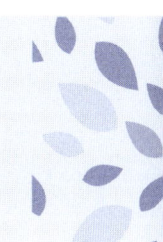

## TIPP

Diese Atemmeditation kann dabei helfen, sich von einer momentanen depressiven Verstimmung zu befreien. Heben Sie Ihre Laune an, indem Sie die Meditation einige Minuten lang praktizieren, anstatt sich die Decke über den Kopf zu ziehen.

## Wellness für die Seele: Herzmeditation

Diese Übung ist eine Wohltat und ein einfacher Einstieg in die Meditationspraxis. Sie lässt Sie schon nach kurzer Zeit ruhig werden und bringt Ihren Gedankenstrom zum Stillstand.

### Nutzen

Das Atemmuster sensibilisiert für den Atem und stärkt die Lungenfunktion. Die Meditationshaltung führt zu einem Gefühl von Ruhe und Gelassenheit.

## Zeiteinsatz

Üben Sie zu Beginn nicht länger als 3 Minuten. Wenn Sie die Übung über einen längeren Zeitraum täglich praktizieren, können Sie die Dauer allmählich bis zu einer halben Stunde ausdehnen.

## Empfehlung

Wählen Sie diese Meditation,

- ▶ wenn Sie sich geärgert haben und schlechter Stimmung sind. Sofern möglich, praktizieren Sie sie, bevor Sie in einen Konflikt geraten.
- ▶ wenn Sie negative Gedanken plagen und Sie etwas Aufmunterung brauchen.
- ▶ wann immer Sie das Bedürfnis verspüren, sich zu entspannen.
- ▶ wenn Sie im Alltag gelassener und fokussierter werden möchten.

## Anleitung

### 1 Körperhaltung

Setzen Sie sich auf den Boden – gegebenenfalls auf ein Sitzkissen – oder auf einen Stuhl ohne

Armlehnen. Nehmen Sie eine aufrechte Sitzhaltung ein, halten Sie auch den Kopf aufrecht. Schulter- und Halsmuskulatur sind entspannt.

Legen Sie die linke Handfläche auf das Brustbein, die Finger zeigen nach rechts. Heben Sie die rechte Hand hoch, als wenn Sie einen Eid leisten wollten. Die Handfläche zeigt nach vorn, vom Körper weg. Der Unterarm befindet sich senkrecht zum Boden. Legen Sie die Fingerspitzen von Daumen und Zeigefinger zusammen.

## 2 Bewusstes Atmen

Atmen Sie langsam und tief durch die Nase ein, heben Sie den Brustkorb etwas an und halten Sie den Atem so lange wie möglich ein. Dann atmen Sie langsam und gleichmäßig aus. Wenn Sie vollständig ausgeatmet haben, halten Sie den Atem so lange wie möglich aus.

## 3 Geistiger Fokus

Üben Sie mit geschlossenen Augen. Konzentrieren Sie sich ganz auf den Strom des Atems und kontrollieren Sie jede Phase des Atems bewusst.

#### 4 Abschließen und nachspüren

Zum Abschluss atmen Sie mehrere Male tief ein und aus. Gönnen Sie sich einen Moment des bewussten Übergangs. Bleiben Sie noch einige Atemzüge lang so sitzen und spüren Sie der Übung nach. Nehmen Sie die Veränderungen wahr, die sich körperlich oder mental einstellen, und genießen Sie die wohltuende Wirkung der Meditation!

## TIPP

Diese Meditation schafft ein Bewusstsein für Ihre Beziehungen zu anderen Menschen. Praktizieren Sie sie, wenn Sie im Beruf oder in einer persönlichen Beziehung einen Konflikt haben, bevor Sie entscheiden, wie Sie handeln. Sie werden ganz ruhig werden und aus dieser inneren Haltung heraus das Richtige tun.

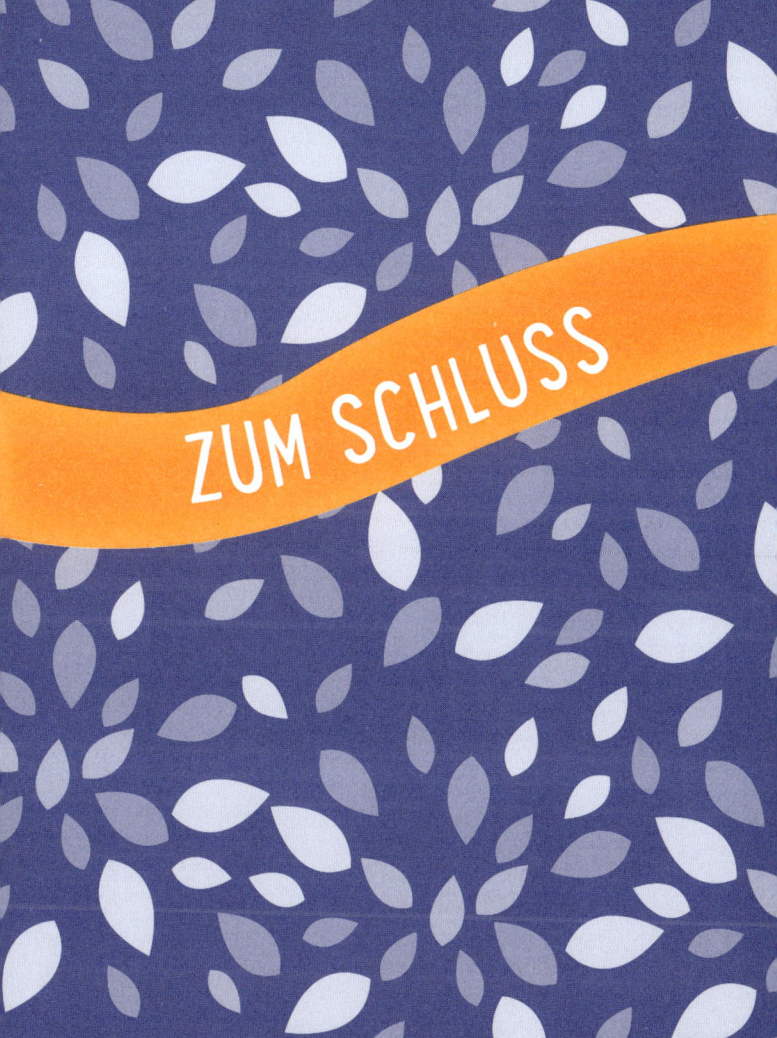

ZUM SCHLUSS

*»Die Stimme der Seele ist nur wahrzunehmen, wenn der Mensch nach innen lauscht.«*

ULRIKE REICHE

Auszeiten sind wichtig, damit Sie sich körperlich und mental erholen. Wenn von Stressbewältigung die Rede ist, wird meistens auf die Notwendigkeit verwiesen, sich zu bewegen: Nur durch Bewegung werden die unter Stress freigesetzten Hormone wie beispielsweise Adrenalin und Cortisol wieder abgebaut und der Körper kann wieder ins Gleichgewicht zurückfinden. Leider wird häufig versäumt, den ausgleichenden Gegenpol zu erwähnen: Nur in Momenten der Entspannung regenerieren Körper und Geist; und nur wenn Sie für einige Zeit zur Ruhe kommen, tanken Sie neue Kraft.

In meiner Beratungspraxis erlebe ich viele Klienten, die oft ohne Unterlass aktiv sind. Nicht nur in ihrem Beruf vollbringen sie durchgehend Höchstleistung. Nach Feierabend geht es weiter mit einem vollen Programm. Wir bezeichnen dieses Verhalten auch als »Freizeitstress«, was ich allerdings unangemessen finde. Der Begriff suggeriert, dass Menschen sich mit ihren Hobbys oder anderen an sich überflüssigen Amüsements selbst unter Druck setzen. Die Realität sieht jedoch in vielen Fällen ganz anders aus. Die sogenannte freie Zeit ist angefüllt mit vielfältigen ernst zu nehmenden Verpflichtungen, die regelmäßig erledigt werden wollen. Angefangen bei der Haushaltsführung über Sport bis hin zur Beziehungspflege mit nahestehenden Menschen – all das sind unverzichtbare Aktivitäten für ein geordnetes, gesundes und erfülltes Leben.

So stellt sich für alle Menschen, die beruflich und/oder privat eingespannt sind, die Frage nach einem Arbeits- und Lebensstil, der es ermöglicht, einerseits die anstehenden Aufgaben wahrzunehmen und andererseits den persönlichen Bedürfnissen Rechnung zu tragen.

Für mich ist dies weniger die Frage der viel beschworenen Work-Life-Balance. Wenn wir von Balance reden, denken wir an zwei entgegengesetzte Pole, die es auszugleichen gilt.

Das ergibt nur dann Sinn, solange »Arbeit« und

»Leben« als zwei völlig verschiedene Bereiche betrachtet werden.

Zum einen erkennen immer mehr Menschen, dass sie in ihre berufliche Tätigkeit einen erheblichen Teil ihrer Lebenszeit investieren. Sie betrachten ihren Beruf immer weniger als ein notwendiges Mittel, um die Existenz zu sichern, sondern suchen nach einer Tätigkeit, die Sinn stiftet und Freude bringt. So gesehen ist die Arbeit ein wesentlicher Bestandteil des Lebens. Sie steht also nicht konträr zum Privaten, sondern wird als wertvoller Beitrag zu einem erfüllten Leben betrachtet.

Zum anderen verschwimmen aufgrund der zunehmenden Digitalisierung und einer steigenden Mobilität die Grenzen zwischen Berufs- und Privatleben immer mehr. Viele Auswirkungen sind sicherlich kritisch zu betrachten, wie etwa die ständige Erreichbarkeit, die ein Abschalten von der Arbeit und die nötige Erholung erschwert. Doch letztlich liegt es an jedem Einzelnen von uns, inwieweit wir das Spiel der durchgehenden Verfügbarkeit mitspielen und inwiefern es uns gelingt, Handlungsspielräume zu erkennen, zu schaffen und letztlich auch zu nutzen.

Das Pausenprogramm ist ein hilfreiches Mittel dafür, sich im Alltag hin und wieder Auszeiten zu gönnen. Fassen Sie den Mut zu kleinen Pausen. Lassen Sie diese Pausen alltäglich und selbstverständlich werden, und kümmern Sie sich während dieser Zeit nur um sich selbst anstatt um die Belange anderer. Es geht dabei gar nicht darum, eine zusätzliche Aufgabe auf Ihre wahrscheinlich ohnehin viel zu lange To-do-Liste zu setzen. Wichtig ist vielmehr die INTEGRATION von regelmäßigen, kurzen Pausen in ihr bestehendes Leben. Sie werden überrascht sein, wie gut Sie Ihr Aufgabenspektrum bewältigen können, obwohl Sie zwischendurch für einige Minuten Rast einlegen!

Pausen verleihen Ihrem Leben einen Rhythmus; sie vermitteln Ihnen das Gefühl von Entschleunigung und geben die Gewissheit, dass Sie selbst das Geschehen kontrollieren oder zumindest durch Ihr Verhalten beeinflussen können. So entwickeln Sie sich vom Getriebenen zum Gestalter Ihres Lebens.

Zu jedem erfüllten Leben gehört ein gewisses

Maß an Stress dazu. Stress ist eine natürliche Reaktion unseres Körpers und an sich nicht schlecht. Negative Auswirkungen bringt er nur dann mit sich, wenn die im Körper angestaute Anspannung nicht abgebaut wird. Für einen gelungenen Stressabbau sind körperliche Anstrengung und Phasen der Entspannung unabdingbar, idealerweise eine Kombination von beiden.

Nutzen Sie Ihre Pausen ganz bewusst dafür, den Druck des Alltags abzustreifen. Ein kurzzeitiges Innehalten wird Ihre Aufmerksamkeit dafür schärfen, in welcher Verfassung Sie sich befinden. Dies ist die Voraussetzung dafür, die Unterbrechung des Alltags zu Ihrem eigenen Nutzen zu gestalten. Indem Sie ganz gezielt auswählen, welche Aktivitäten Sie in die Pause legen, nehmen Sie den Schlüssel für einen gesunden Lebensstil in die Hand. Sie lernen, Ihr eigenes Wohlbefinden zu steuern. Das ist besonders wichtig in Lebenssituationen, die schwierig oder gar verfahren sind.

Die Übungen in diesem Buch bieten Ihnen eine Auswahl an bewegten Momenten ebenso wie Augenblicke der Ruhe. Die stillen Atemübungen ermöglichen es Ihnen, ganz bei sich anzukommen und während eines lauten und chaotischen Alltags innerlich ruhig zu werden. In der Tradition des Yoga verkörpert das Herz mit seiner Empfindsamkeit das Tor zur Seele. Dieses Tor lässt sich nur im gegenwärtigen Moment durchschreiten. Üben Sie, mit Ihrer Achtsamkeit immer wieder ins Hier und Jetzt zu kommen.

Mit der Zeit werden Sie von allein aufhören, ständig einer übervollen To-do-Liste hinterherzujagen! Stattdessen werden Sie mehr und mehr erkennen, was jetzt, in diesem Moment wichtig ist und was als Nächstes getan werden muss. Möglicherweise machen Sie auch immer öfter die Erfahrung, dass sich manche Dinge ganz von allein erledigen, indem Sie einmal gar nichts tun ☺!

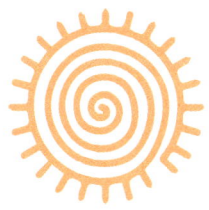